Aravind Anto B.
Sunil Sharma
Amit Kumar Sharma

Procedimentos pré-protéticos em cirurgia maxilofacial

Aravind Anto B.
Sunil Sharma
Amit Kumar Sharma

Procedimentos pré-protéticos em cirurgia maxilofacial

ScienciaScripts

Imprint
Any brand names and product names mentioned in this book are subject to trademark, brand or patent protection and are trademarks or registered trademarks of their respective holders. The use of brand names, product names, common names, trade names, product descriptions etc. even without a particular marking in this work is in no way to be construed to mean that such names may be regarded as unrestricted in respect of trademark and brand protection legislation and could thus be used by anyone.

Cover image: www.ingimage.com

This book is a translation from the original published under ISBN 978-620-8-00955-7.

Publisher:
Sciencia Scripts
is a trademark of
Dodo Books Indian Ocean Ltd. and OmniScriptum S.R.L publishing group

120 High Road, East Finchley, London, N2 9ED, United Kingdom
Str. Armeneasca 28/1, office 1, Chisinau MD-2012, Republic of Moldova, Europe
Printed at: see last page
ISBN: 978-620-8-07249-0

<u>RECONHECIMENTO</u>

Nenhum dever é mais urgente do que o de regressar obrigado"

-James Allen

Reconheço humildemente a orientação e a graça divinas que iluminaram o meu caminho ao longo desta jornada de tese. Em todos os momentos de dúvida e desafio, a vossa presença foi uma fonte de força e inspiração, guiando os meus pensamentos e acções. Expresso a minha mais profunda gratidão pela sabedoria que me foi concedida, permitindo-me navegar pelas complexidades da investigação com clareza e perseverança. Este trabalho é um testemunho das vossas bênçãos sem limites e do vosso apoio inabalável, pelo qual estou eternamente grato.

Sinto-me muito grato aos meus pais, **Sr. Boominathan e Sra. Valarmathy Boominathan,** ao meu irmão **Dr. Dushyanth** e aos meus avós por todos os sacrifícios que fizeram por mim, pelo seu apoio moral e compreensão.

Os meus agradecimentos ao **Dr. B.S. Tomar** (Presidente da Universidade NIMS) por me ter proporcionado a oportunidade certa nesta universidade e por ter realizado o estudo.

Gostaria de expressar a minha gratidão ao **Dr. M.K Sunil,** Diretor, por ter disponibilizado as instalações necessárias para o meu trabalho de dissertação.

Ficarei para sempre em dívida e extremamente grato ao meu orientador e professor de pós-graduação, **o Dr. Sunil Sharma,** Professor Catedrático do Departamento de Cirurgia Oral e Maxilofacial e Diretor e Reitor do NIMS Dental College & Hospital, que me guiou pelos terrenos difíceis da cirurgia oral e maxilofacial. Foi um privilégio preparar esta dissertação sob a sua competente orientação. O seu entusiasmo, avaliação crítica e sugestões foram necessários para dar a esta dissertação a sua forma atual.

Gostaria de manifestar a minha profunda gratidão ao **Dr. Amit Kumar Sharma,** Professor e Diretor do Departamento de Cirurgia Oral e Maxilofacial, pelo apoio e orientação inestimáveis durante todo o processo de conclusão da minha dissertação. Os seus conhecimentos, paciência e encorajamento foram fundamentais para moldar a direção da minha investigação.

1

Gostaria de expressar a minha sincera gratidão ao meu professor por excelência, **Dr. Vikram Sharma**, Professor, Departamento de Cirurgia Oral e Maxilofacial, pelo seu apoio e encorajamento.

Agradeço igualmente aos meus mais respeitados seniores, **o Dr. Anur Chavan, a Dra. Ashmeet Kaur, o Dr. Hollo Ayemi, o Dr. Devarshi Pandya, o Dr. Suraj Mane e o Dr. Sivaraman**, pelos seus esforços incansáveis para me ajudarem de todas as formas possíveis.

Gostaria também de agradecer aos meus colegas de grupo, **a Dra. Shruti Ajmera, o Dr. Abhishek Pandey e o Dr. Kartikeya Joshi**, pelo seu apoio.

Gostaria também de agradecer aos meus colegas **Dr. Utham Chand, Dr. Anjali Bharat, Dr. Rachana Sharma, Dr. Ankush Kumar Agrawal, Dr. Harshita Bisharwal, Dr. Divya Jain, Dr. Henil Parikh, Dr. Ritu Upadhyay e Dr. Dhiral Vijayvargiya** pelo seu apoio.

Os meus sinceros agradecimentos aos meus amigos **Dr. Narmatha, Dr. Durga Sathya Sai, Dr. Akhil, Dr. Avishek Singh, Dr. Neela Vengat, Dr. Anandhu, Dr. Annie Maxwell, Dr. Aishwariya Mittal, Dr. Chandru, Dr. Praveen Kumar.T** e outros pelo seu amor e apoio moral.

Acima de tudo, inclino a minha cabeça em sinal de gratidão ao **ALTÍSSIMO** por me ter concedido as suas bênçãos.

Dr. Aravind Anto B

ÍNDICE

Apesar da capacidade melhorada da medicina dentária para manter a dentição, muitos indivíduos continuam a necessitar de substituir alguns ou todos os seus dentes. A melhoria cirúrgica da área de suporte da prótese e dos tecidos circundantes (cirurgia pré-protética) constitui um desafio estimulante e exigente para a prática dentária.

Muitas modificações menores do rebordo alveolar e das áreas vestibulares podem melhorar significativamente a estabilidade e a retenção da prótese. Nalguns casos, os doentes têm alterações ósseas graves ou anomalias nos tecidos moles que requerem uma preparação cirúrgica extensa antes de o aparelho protético poder ser construído e utilizado corretamente.

Uma das fronteiras mais excitantes da medicina dentária é a implantologia. A reconstrução adequada dos tecidos moles e ósseos, seguida da colocação de implantes e da subsequente reconstrução protética, pode proporcionar aos pacientes uma substituição mais natural e eficiente da sua dentição perdida.

Na sequência da perda de dentes naturais após a extração, o osso começa a reabsorver. Os resultados desta reabsorção são acelerados pelo uso de próteses e tendem a afetar a mandíbula mais severamente do que a maxila. Além disso, os factores gerais incluem a presença de anomalias nutricionais e doenças ósseas sistémicas, como a osteoporose; a disfunção endócrina pode afetar o metabolismo ósseo. O tratamento cirúrgico pré-protético deve começar com uma história completa e um exame físico do doente. Por vezes, existem contra-indicações para a cirurgia devido ao facto de o doente sofrer de uma doença geral grave. Também deve ser dada especial atenção aos exames laboratoriais que podem informar-nos sobre o grau de reabsorção óssea. O sucesso do tratamento com próteses removíveis depende de muitos factores. Um componente que pode afetar profundamente o sucesso do tratamento é a condição dos tecidos que suportam a prótese. Devem ser feitos todos os esforços para assegurar que tanto os tecidos duros como os moles são desenvolvidos de forma a melhorar a capacidade do doente para usar uma prótese. É da responsabilidade do médico dentista avaliar cuidadosamente e identificar a necessidade de qualquer alteração das áreas portadoras de prótese e educar o doente quanto à importância de efetuar este procedimento vital.

A cirurgia pré-protética é definida como os procedimentos cirúrgicos destinados a facilitar o fabrico de próteses ou a melhorar o prognóstico dos cuidados protéticos. A cirurgia pré-protética envolve operações destinadas a eliminar determinadas lesões ou anomalias dos tecidos duros e moles dos maxilares, de modo a que a colocação subsequente dos aparelhos protéticos seja bem sucedida. Durante muitos anos, a cirurgia oral pré-protética consistiu na remoção de dentes e na redução de bossas, saliências e arestas vivas. Durante os últimos 15 anos, tem havido um interesse renovado na cirurgia pré-protética, o que promoveu o desenvolvimento de muitas técnicas novas.

HISTÓRIA

A gestão de pacientes com próteses descontentes através de procedimentos cirúrgicos pré-protéticos para melhorar as áreas da cavidade intra-oral que suportam as próteses é uma tarefa difícil, que tem sido realizada pelo cirurgião oral e maxilofacial desde tempos imemoriais. A cirurgia pré-protética engloba uma categoria distinta e evolutiva de procedimentos em tecidos moles e duros.

A cirurgia pré-protética deixou de ser praticamente desconhecida, passou por um período de oposição e entrou num estado de venerabilidade, acabando por ter um impacto poderoso tanto na cirurgia oral como na medicina dentária protética.

Um repertório meticulosamente cultivado e evoluído de procedimentos de recuperação engenhosos está agora ameaçado de forma alarmante por uma crença populista de "implantes primeiro" que usurpa, em vez de expandir, o espetro do tratamento protético tradicional.

Willard[1] (1853) considerado o primeiro dentista americano a efetuar a redução das papilas gengivais interdentais e das margens alveolares após extracções dentárias. Este procedimento permitiu a construção mais precoce de próteses artificiais. Em 1876, Beers[2] defendeu "excisões do alvéolo após a extração de dentes". Também descreveu especificamente o corte do osso se o processo alveolar fosse anormalmente proeminente. A cirurgia pré-protética emergiu de um serviço de aparagem de cristas para uma cirurgia verdadeiramente reconstrutiva quando Kazanjian[3] relatou o protótipo de procedimentos de vestibuloplastia labiobucal para fornecer uma superfície de suporte de prótese adicional para aumentar a estabilidade da prótese. A sua técnica foi modificada por Godwin[4] (1947), Clark[5] (1953) e Obwegeser[6] (1963) utilizando enxertos de pele. A maioria dos procedimentos centrava-se em correcções dos tecidos moles que permitiam que os dispositivos protéticos se ajustassem com mais segurança e funcionassem mais confortavelmente.

OBJECTIVOS DA CIRURGIA PRÉ-PROTÉTICA

Apesar do enorme progresso na tecnologia disponível para preservar a dentição, a restauração protética e a reabilitação do sistema mastigatório ainda são necessárias em pacientes edêntulos ou parcialmente edêntulos.

Os factores gerais, sistémicos e locais, são responsáveis pela variação da quantidade e do padrão de reabsorção do osso alveolar.[7] Os factores gerais incluem a presença de anomalias nutricionais e doenças ósseas sistémicas, como a osteoporose, disfunção endócrina ou qualquer outra condição sistémica que possa afetar o metabolismo ósseo. Os factores locais que afectam a reabsorção do rebordo alveolar incluem as técnicas de alveoloplastia utilizadas na altura da remoção dos dentes e o trauma localizado associado à perda de osso alveolar. O uso de próteses também pode contribuir para a reabsorção do rebordo alveolar devido à adaptação incorrecta da prótese ao rebordo ou à distribuição inadequada das forças oclusais. As variações na estrutura facial podem contribuir para os padrões de reabsorção de duas formas: Primeiro, o volume real de osso presente nos rebordos alveolares varia com a forma facial.[8] Em segundo lugar, os indivíduos com ângulos do plano mandibular baixos e ângulos goníacos mais agudos são capazes de gerar maior força de mordida, colocando assim maior pressão nas áreas do rebordo alveolar. O resultado a longo prazo da combinação de factores gerais e locais é a perda do rebordo alveolar ósseo, o aumento do espaço entre as arcadas, o aumento da influência dos tecidos moles circundantes, a diminuição da estabilidade e da retenção da prótese e o aumento do desconforto devido a uma adaptação incorrecta da prótese. Nos casos mais graves de reabsorção, existe um aumento significativo do risco de fratura mandibular espontânea.

A substituição protética de dentes perdidos ou congenitamente ausentes envolve frequentemente a preparação cirúrgica dos restantes tecidos orais para suportar a melhor substituição protética possível. Muitas vezes, as estruturas orais, como os anexos frenais e as exostoses, não têm qualquer significado quando os dentes estão presentes, mas tornam-se obstáculos à construção correta do aparelho protético após a perda dos dentes. O desafio da reabilitação protética do paciente inclui a restauração da melhor função mastigatória possível, combinada com a restauração ou melhoria da estética dentária e facial. A preservação máxima dos tecidos duros e moles durante a preparação cirúrgica pré-protética também é obrigatória. Uma vez perdidos, os tecidos orais são difíceis de substituir.

O objetivo da cirurgia pré-protética é criar estruturas de suporte adequadas para a colocação subsequente de aparelhos protéticos. O melhor suporte de prótese tem as seguintes onze caraterísticas[9] :

1. Sem evidência de condições patológicas intra-orais ou extra-orais

2. Relação correta entre os maxilares nas dimensões ântero-posterior, transversal e vertical

3. Processos alveolares tão grandes quanto possível e com a configuração correta (a forma ideal do processo alveolar é uma crista larga em forma de U, com os componentes verticais tão paralelos quanto possível)

4. Ausência de protuberâncias ou reentrâncias ósseas ou de tecidos moles

5. Forma adequada da abóbada palatina

6. Entalhe correto da tuberosidade posterior

7. Mucosa queratinizada adequadamente aderida na área de suporte da prótese primária

8. Profundidade vestibular adequada para a extensão da prótese

9. Resistência acrescida nos casos em que possa ocorrer uma fratura mandibular

10. Proteção do feixe neurovascular

11. Suporte ósseo adequado e cobertura de tecidos moles para facilitar a colocação do implante, quando necessário

Padrão de reabsorção

Imediatamente após a extração, o alvéolo sofre uma redução das dimensões tanto no aspeto vestibulolingual como apicocoronal. Este processo catabólico pode ser contrariado pela colocação de implantes. A reabsorção das paredes ocorre em duas fases, que se sobrepõem na sua natureza. A primeira fase caracteriza-se pela reabsorção do osso feixe e pela sua substituição por osso tecido. A segunda fase envolve as superfícies exteriores. A etiologia exacta desta perda óssea é desconhecida. Roux[10] opinou que a perda de osso alveolar que ocorre após a perda de dentes na velhice é uma ilustração da atrofia por desuso. De acordo com os estudos de Wolff[11] , a massa e a estrutura do osso podem adaptar-se às exigências mecânicas. A reabsorção é um processo biomecânico multifatorial que resulta de uma combinação de determinantes anatómicos, metabólicos e mecânicos. Uma vez que todos estes factores variam de um doente para outro, estes diferentes cofactores podem combinar-se numa variedade infinita de formas, explicando assim as variações na reabsorção entre doentes. Assim, a reabsorção do rebordo é um fenómeno crónico, progressivo, irreversível e cumulativo, resultante de componentes fisiológicos, ambientais e patológicos.

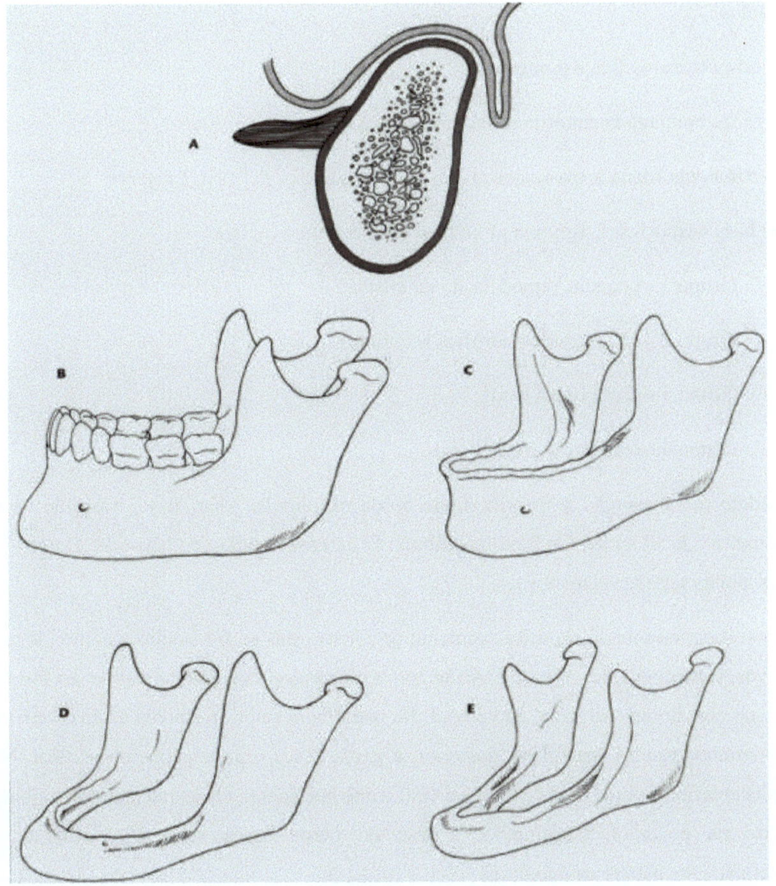

FIGURA : 1

A: Forma ideal do processo alveolar na área portadora de prótese.

B-E: Representação diagramática da progressão da reabsorção óssea na mandíbula após extração dentária.

Mercier[12] **ilustrou** as alterações gerais de reabsorção que ocorrem num rebordo edêntulo.

Resumiu as etapas da seguinte forma:

1. O rebordo é suficientemente largo na sua crista para acomodar os dentes recentemente extraídos.

2. A crista torna-se fina e pontiaguda.

3. A crista pontiaguda engorda até ao nível do osso basal.

4. A crista engordada torna-se côncava à medida que o osso basal reabsorve

Com base nestas fases, agrupou as cristas residuais em

     Grupo 1 - pequena remodelação da crista.

     Grupo 2 - crista residual atrófica acentuada.

     Grupo 3 - crista óssea basal.

     Grupo 4 - reabsorção óssea basal.

O padrão de reabsorção na maxila difere do da mandíbula. Além disso, o padrão varia consoante o local na maxila e na mandíbula. O extenso estudo de Cawood e Howell[13] apresenta as seguintes conclusões.

O osso basal não muda significativamente de forma. Mas se for sujeito a efeitos locais nocivos, sofre alterações. O osso alveolar apresenta alterações significativas na sua forma, tanto no eixo horizontal como no vertical. Na mandíbula anterior, a perda óssea é vertical e horizontal, mas na mandíbula posterior, a perda óssea é principalmente vertical. Na maxila anterior, a perda óssea é tanto vertical como horizontal. O mesmo padrão é exibido na maxila posterior. Resumindo, a fase de perda óssea varia anteriormente e posteriormente e entre os maxilares.

Tipos de cumeeiras

As cristas podem ser classificadas pela sua forma. Existem tipos em forma de V, em forma de U e com rebordo em faca. A forma em U é a ideal, ao passo que a forma em V, embora distribua bem a tensão, pode não conseguir manter a vedação periférica durante os movimentos da mandíbula. As com rebordo de faca são uma fonte constante de dor sob tensão. Uma categorização mais científica é efectuada por Cawood e Howell[13] .

Classe I-dentada.

Classe II - Imediatamente após a extração.

Classe III - forma de crista bem arredondada, com altura e largura adequadas do processo alveolar.

Classe IV - forma de ponta de faca com altura adequada mas largura inadequada do processo alveolar.

Forma de crista gorda de classe V com altura e largura inadequadas.

Classe VI - forma de crista deprimida com perda óssea basal evidente

PRINCÍPIOS DE AVALIAÇÃO DO PACIENTE E PLANEAMENTO DO TRATAMENTO

Antes de qualquer tratamento cirúrgico ou protético, deve ser efectuada uma avaliação exaustiva dos problemas a resolver e elaborado um plano de tratamento pormenorizado para cada paciente. É imperativo que nenhum procedimento cirúrgico preparatório seja efectuado sem uma compreensão clara do desenho pretendido para a prótese final.

O tratamento cirúrgico pré-protético deve começar com uma história e um exame físico completos do paciente. Uma avaliação minuciosa do estado geral de saúde é especialmente importante quando se consideram técnicas cirúrgicas pré-protéticas mais avançadas, porque muitas das abordagens descritas requerem anestesia geral, cirurgia no local do dador para colheita de material de enxerto autógeno e múltiplos procedimentos cirúrgicos. Deve também ser dada atenção específica a possíveis doenças sistémicas que possam ser responsáveis pelo grave grau de reabsorção óssea. As análises laboratoriais, como os níveis séricos de cálcio, fosfato, hormona paratiroide e fosfatase alcalina, podem ser úteis na identificação de potenciais problemas metabólicos que possam afetar a reabsorção óssea.[8] Um aspeto extremamente importante da anamnese é a obtenção de uma ideia clara da queixa principal do doente e das suas expectativas relativamente ao tratamento cirúrgico e protésico. Os objectivos estéticos e funcionais do doente devem ser cuidadosamente avaliados e deve ser determinado se essas expectativas podem ser satisfeitas. Os factores psicológicos e a adaptabilidade dos doentes são determinantes importantes da sua capacidade de funcionar adequadamente com próteses totais ou parciais. As informações sobre o sucesso ou insucesso com aparelhos protéticos anteriores podem ser úteis para determinar a atitude do doente em relação ao tratamento protético e a sua adaptabilidade ao mesmo. A história deve incluir informações importantes, como o estado de risco do doente para a cirurgia, com especial ênfase nas doenças sistémicas que podem afetar a cicatrização do osso ou dos tecidos moles.

Um exame intra-oral e extra-oral do doente deve incluir uma avaliação das relações dentárias existentes, se existirem, a quantidade e o contorno do osso remanescente, a qualidade do tecido mole que cobre a área de suporte da prótese primária, a profundidade vestibular, a localização das ligações musculares, as relações dos maxilares e a presença de tecido mole ou condições patológicas ósseas.

Avaliação do tecido ósseo de suporte

O exame do osso de suporte deve incluir inspeção visual, palpação, exame radiográfico e, em alguns casos, avaliação de modelos. As anomalias do osso remanescente podem muitas vezes ser avaliadas durante a inspeção visual; no entanto, devido à reabsorção óssea e à localização das ligações musculares ou dos tecidos moles, muitas anomalias ósseas podem ser ocultadas. É necessária a palpação de todas as áreas da maxila e da mandíbula, incluindo a área de suporte da prótese primária e a área vestibular.

A avaliação da área portadora de prótese do maxilar inclui uma avaliação geral da forma da crista óssea. Não devem ser permitidos cortes ósseos ou protuberâncias ósseas grosseiras que bloqueiem o trajeto de inserção da prótese na área do rebordo alveolar, do vestíbulo bucal ou da abóbada palatina. Os toros palatinos que requerem modificação devem ser registados. Deve existir um entalhe pós-tuberosidade adequado para a estabilidade da prótese posterior e vedação periférica.

A crista mandibular restante deve ser avaliada visualmente quanto à forma e contorno gerais da crista, irregularidades grosseiras da crista, toros e exostose vestibular. Nos casos de reabsorção moderada a grave do osso alveolar, o contorno do rebordo não pode ser adequadamente avaliado apenas por inspeção visual. As ligações musculares e mucosas junto à crista do rebordo podem obscurecer a anatomia óssea subjacente, particularmente na área da mandíbula posterior, onde uma depressão pode ser frequentemente palpada entre a linha oblíqua externa e as áreas do rebordo milo-hióideo. A localização do forame mentoniano e do feixe neurovascular mentoniano pode ser palpada em relação ao aspeto superior da mandíbula e podem ser observados distúrbios neurosensoriais.

A avaliação da relação inter-arcos da maxila e da mandíbula é extremamente importante e inclui um exame das relações ântero-posteriores e verticais, bem como quaisquer possíveis assimetrias esqueléticas que possam existir entre a maxila e a mandíbula. Em pacientes parcialmente edêntulos, a presença de dentes ou segmentos supra-erupcionados ou mal posicionados também deve ser observada. A relação anteroposterior deve ser avaliada com o paciente na dimensão vertical correta. O fechamento excessivo da mandíbula pode resultar numa relação esquelética de classe I, mas pode parecer normal se for avaliada com a mandíbula na posição postural correta. As radiografias cefalométricas laterais e posteroanteriores com os maxilares na posição postural correta podem ser úteis para confirmar uma discrepância esquelética. Deve ser prestada especial atenção à distância entre as arcadas, particularmente nas áreas posteriores, onde o excesso vertical da tuberosidade, quer seja tecido ósseo ou tecido mole, pode interferir com o espaço necessário para a colocação de uma prótese corretamente construída.

As radiografias corretas são uma parte importante do diagnóstico inicial e do plano de tratamento. As técnicas radiográficas panorâmicas proporcionam uma excelente avaliação geral da estrutura óssea subjacente e da condição patológica. As radiografias devem revelar lesões patológicas ósseas, dentes impactados ou porções de raízes remanescentes, o padrão ósseo do rebordo alveolar e o tamanho e pneumatização do seio maxilar.

As radiografias cefalométricas também podem ser úteis na avaliação da configuração transversal da área do rebordo mandibular anterior e das relações do rebordo.

Para avaliar a relação do rebordo nas dimensões vertical e antero-posterior, será necessário obter a radiografia cefalométrica na dimensão vertical adequada. Isto pode exigir o ajuste ou a reconstrução de próteses para esta posição ou o fabrico de aros de mordida devidamente ajustados para serem utilizados para o posicionamento na altura em que a radiografia é tirada.

Estudos radiográficos mais sofisticados, como tomografia ou tomografia computorizada (TC), podem fornecer mais informações. As tomografias computorizadas são particularmente úteis na avaliação da anatomia transversal do maxilar, incluindo a forma da crista e a anatomia do seio. A anatomia transversal da mandíbula pode ser avaliada com maior precisão, incluindo a localização do nervo alveolar inferior.

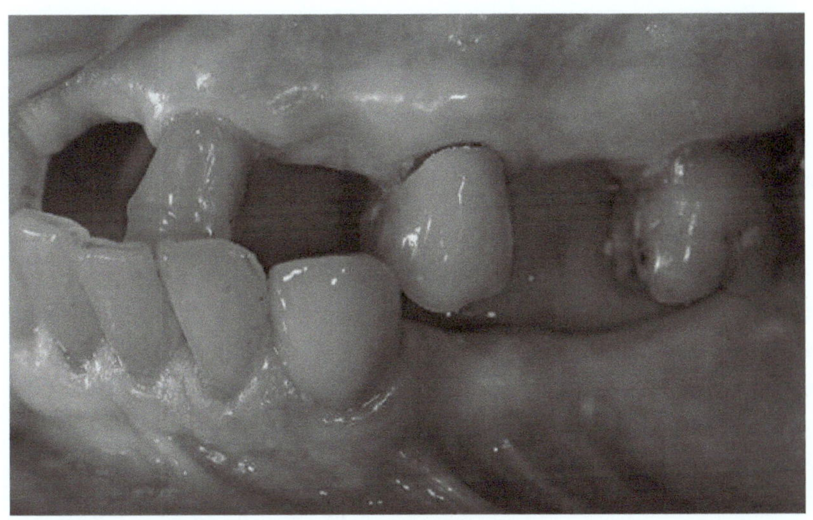

FIGURA 2

O exame das relações entre as arcadas numa dimensão vertical correta revela frequentemente a falta de espaço adequado para a reconstrução protética. Neste caso, o excesso de tecido ósseo e fibroso na área da tuberosidade deve ser reduzido para proporcionar um espaço adequado para a construção da prótese parcial.

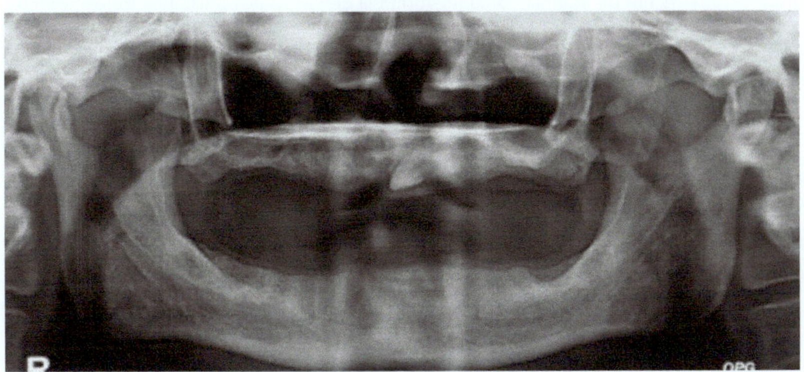

FIGURA 3

OPG demonstrando o rebordo maxilar e mandibular atrófico

Avaliação dos tecidos moles de suporte

A avaliação da qualidade do tecido da área portadora de prótese primária sobre o rebordo alveolar é da maior importância. A quantidade de tecido queratinizado firmemente ligado ao osso subjacente na área portadora de prótese deve ser distinguida do tecido pouco queratinizado ou livremente móvel. A palpação revela tecido fibroso hipermóvel, inadequado para uma base de dentadura estável.

As áreas vestibulares devem estar livres de alterações inflamatórias, tais como áreas cicatrizadas ou ulceradas causadas pela pressão da prótese ou tecido hiperplásico resultante de uma prótese mal ajustada. O tecido na profundidade do vestíbulo deve ser flexível e sem irregularidades, para uma vedação periférica máxima da prótese. A avaliação da profundidade do vestíbulo deve incluir a manipulação manual das ligações musculares adjacentes. Ao tensionar o tecido mole adjacente à área do rebordo alveolar, o dentista pode observar as ligações musculares ou de tecido mole (incluindo o frénulo) que se aproximam da crista do rebordo alveolar e que são frequentemente responsáveis pela perda de vedação periférica da prótese durante a fala e a mastigação.

O aspeto lingual da mandíbula deve ser inspeccionado com um espelho bucal na área linguo-vestibular para determinar o nível de fixação do músculo milo-hióideo em relação à crista do rebordo mandibular e a fixação do músculo genioglosso na mandíbula anterior. A profundidade linguo-vestibular deve ser avaliada com a língua em várias posições, porque o movimento da língua acompanhado pela elevação dos músculos milo-hióideo e genioglosso é uma causa comum de movimento e deslocação da prótese inferior.

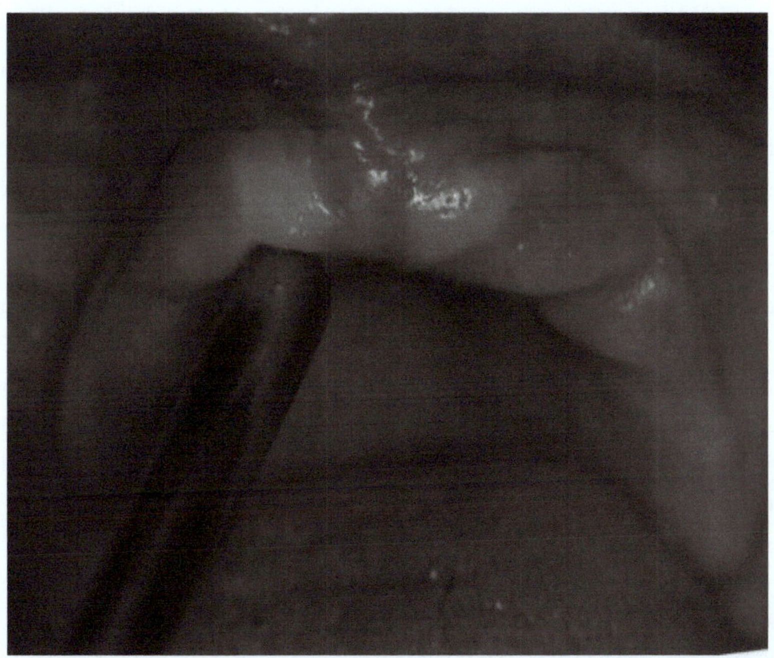

FIGURA 4

A palpação revela tecido hipermóvel que não proporciona uma base adequada na área de suporte da prótese.

Planeamento do tratamento

Antes de qualquer intervenção cirúrgica, deve ser formulado um plano de tratamento para os problemas orais identificados pelo doente. O dentista responsável pela construção da prótese deve assumir a responsabilidade de procurar uma consulta cirúrgica quando necessário. A manutenção a longo prazo do osso e dos tecidos moles subjacentes, bem como dos aparelhos protéticos, deve ser sempre tida em conta. Quando existe uma atrofia óssea grave, o tratamento deve ser direcionado para a correção da deficiência óssea e para a alteração dos tecidos moles associados. Quando existe tecido ósseo adequado, apesar da atrofia alveolar, a melhoria da área de suporte da prótese pode ser conseguida quer tratando diretamente a deficiência óssea, quer compensando-a com cirurgia dos tecidos moles. O plano de tratamento mais adequado deve considerar a altura, a largura e o contorno do rebordo. Vários outros factores devem também ser considerados: Num doente mais velho em que tenha ocorrido uma reabsorção óssea moderada, a cirurgia dos tecidos moles pode ser suficiente para melhorar a função da prótese. Num doente extremamente jovem que tenha sofrido o mesmo grau de atrofia, podem ser indicados procedimentos de aumento ósseo. O papel dos implantes pode alterar a necessidade de modificação cirúrgica do osso ou dos tecidos moles. O planeamento apressado do tratamento, sem ter em conta os resultados a longo prazo, pode muitas vezes resultar na perda desnecessária de tecido ósseo ou mole e no funcionamento inadequado do aparelho protético. Por exemplo, quando parece haver um excesso de tecido mole sobre a área do rebordo alveolar, o plano de tratamento mais adequado a longo prazo pode envolver o enxerto de osso ou de um material aloplástico, como a hidroxvapatite (HA), para melhorar o contorno do rebordo alveolar ou suportar implantes endósseos. A manutenção do tecido mole redundante pode ser considerada necessária para melhorar os resultados do procedimento de enxerto. Se este tecido fosse removido sem qualquer consideração dos possíveis benefícios a longo prazo de um procedimento de enxerto, perder-se-ia tanto a oportunidade de melhorar a função imediata como a oportunidade de manutenção a longo prazo do tecido ósseo e do tecido mole. Isto é especialmente verdadeiro para a conservação da gengiva e dos tecidos moles queratinizados, que proporcionam um melhor ambiente para o implante.

A preparação cirúrgica pré-protética das áreas de suporte da prótese começa cedo na sequência do tratamento. Pode ser desejável adiar os procedimentos definitivos nos tecidos moles até que os problemas ósseos subjacentes tenham sido adequadamente resolvidos.

Deve ser tomada uma decisão definitiva sobre a necessidade de aumento ósseo antes de considerar a cirurgia de tecidos moles. Se for indicado o aumento ósseo ou aloplástico, o aumento máximo depende frequentemente da disponibilidade de tecido mole adjacente para proporcionar uma cobertura do enxerto sem tensão. A cirurgia dos tecidos moles deve ser adiada até que o enxerto de tecido duro e a cicatrização adequada tenham ocorrido. No entanto, quando não é necessário um enxerto ósseo ou aloplástico ou outro tratamento mais complexo de anomalias ósseas, a preparação óssea e dos tecidos moles pode ser efectuada em simultâneo.

O estado de saúde do doente deve ser cuidadosamente avaliado, uma vez que a cirurgia pode exigir hospitalização, anestesia geral, cirurgia no local do dador e mais do que um procedimento cirúrgico oral. A capacidade e a vontade do doente de se submeter a estes procedimentos cirúrgicos, incluindo possíveis períodos longos sem próteses durante as fases de cicatrização, devem ser consideradas.

RECONTORNO DOS REBORDOS ALVEOLARES

As irregularidades do osso alveolar encontradas na altura da extração do dente ou após um período de cicatrização inicial requerem um recontorno antes da construção da prótese final. Os objectivos deste recontorno devem ser proporcionar o melhor contorno de tecido possível para o suporte da prótese, mantendo o máximo de osso e tecido mole possível.

Alveoloplastia Simples Associada à Remoção de Múltiplos Dentes

A forma mais simples de alveoloplastia consiste na compressão das paredes laterais do alvéolo de extração após a simples remoção do dente. Em muitos casos de extração de um único dente, a compressão digital do local de extração contorna adequadamente o osso subjacente, desde que não sejam encontradas irregularidades grosseiras do contorno ósseo na área após a extração. No entanto, quando existem várias irregularidades, é frequentemente necessário um recontorno mais extenso.

Uma alveoloplastia conservadora em combinação com extracções múltiplas é realizada depois de todos os dentes da arcada terem sido removidos. As áreas específicas que necessitam de recontorno alveolar são óbvias se esta sequência for seguida. Quer o recontorno do rebordo alveolar seja efectuado no momento da extração dos dentes ou após um período de cicatrização, a técnica é essencialmente a mesma. As áreas ósseas que requerem recontorno devem ser expostas utilizando um retalho do tipo envelope. Uma incisão mucoperiosteal ao longo da crista do rebordo, com extensão adequada anteroposteriormente à área a ser exposta, e a reflexão do retalho permitem uma visualização e acesso adequados ao rebordo alveolar. Quando não é possível uma exposição adequada, podem ser necessárias pequenas incisões de libertação vertical.

Os principais objectivos da reflexão do retalho mucoperiosteal são permitir a visualização e o acesso adequados às estruturas ósseas que requerem recontorno e proteger os tecidos moles adjacentes a esta área durante o procedimento. Embora as incisões de libertação criem frequentemente mais desconforto durante o período de cicatrização, esta técnica é certamente preferível à possibilidade de um rasgão imprevisto nos bordos de um retalho quando não foi possível obter uma exposição inadequada com um retalho em envelope. Independentemente do desenho do retalho, o mucoperiósteo deve ser refletido apenas na medida em que seja possível obter uma exposição adequada da área de irregularidade óssea. A reflexão excessiva do retalho pode resultar em áreas desvitalizadas do osso, que serão reabsorvidas mais rapidamente após a cirurgia, e numa menor adaptação do tecido mole à área do rebordo alveolar.

Dependendo do grau de irregularidade da área do rebordo alveolar, o recontorno pode ser efectuado com um rongeur, uma lima de osso ou uma broca de osso numa peça de mão, isoladamente ou em combinação. Em qualquer caso, deve ser utilizada uma irrigação abundante com soro fisiológico durante todo o procedimento de recontorno para evitar o sobreaquecimento e a necrose óssea. Após o recontorno, o retalho deve ser reaproximado por pressão digital e a crista palpada para garantir que todas as irregularidades foram removidas. Após irrigação abundante, os bordos dos retalhos podem ser aparados para remover o excesso de tecido e suturados com suturas interrompidas ou contínuas. Se tiver sido efectuada uma incisão extensa, a sutura contínua tende a ser menos incómoda para o doente e proporciona uma higiene pós-operatória mais fácil devido à eliminação de nós e extremidades de sutura soltas ao longo da linha de incisão.

Quando existe um rebordo afiado em ponta de faca na mandíbula, a porção superior afiada do alvéolo pode ser removida de uma forma semelhante à descrita para a alveoloplastia simples. Após a obtenção de anestesia local, é efectuada uma incisão na crista, que se estende ao longo do rebordo alveolar, aproximadamente 1 cm para além de cada uma das extremidades da área a recontornar. Após uma reflexão mínima do mucoperiósteo, pode ser utilizado um rongeur para remover a maior parte da área pontiaguda do aspeto superior da mandíbula. Utiliza-se uma lima de osso para alisar a parte superior da mandíbula. Após irrigação abundante, esta área é fechada com suturas contínuas ou interrompidas. Antes da remoção de qualquer osso, deve considerar-se fortemente a reconstrução da forma correta da crista utilizando procedimentos de enxerto.

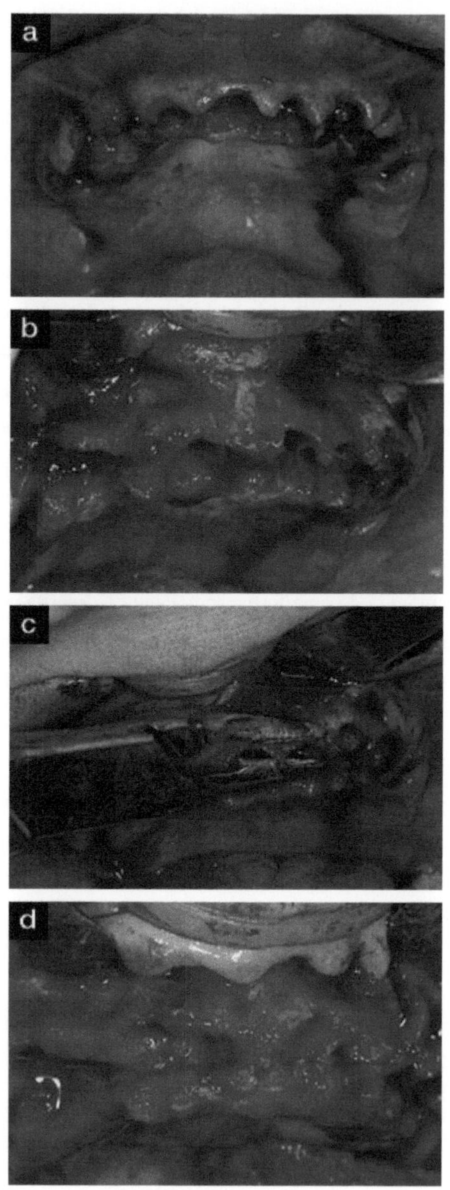

FIGURA :5

A alveoloplastia simples elimina as irregularidades bucais e as zonas de rebaixamento através da remoção do osso cortical labial.

A. Área do alvéolo recém-extraído

B. Elevação do retalho mucoperiosteal, exposição de irregularidades do rebordo alveolar

C. Remoção de irregularidades grosseiras com o rongeur

D. Rebordo alveolar após remoção da irregularidade óssea.

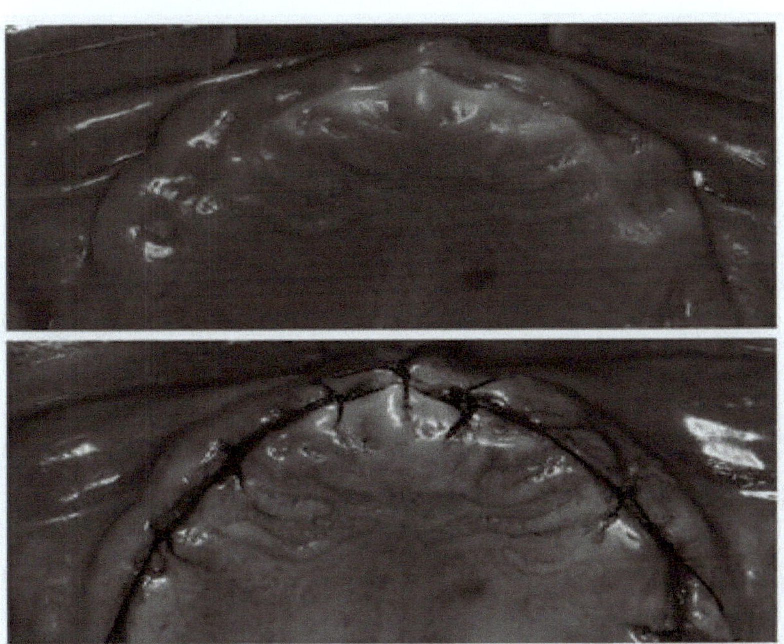

FIGURA :6

A. Aspeto clínico do rebordo maxilar após a remoção de dentes e antes do recontorno ósseo

B. Crista alveolar com contornos corretos, sem irregularidades e sem rebaixos ósseos.

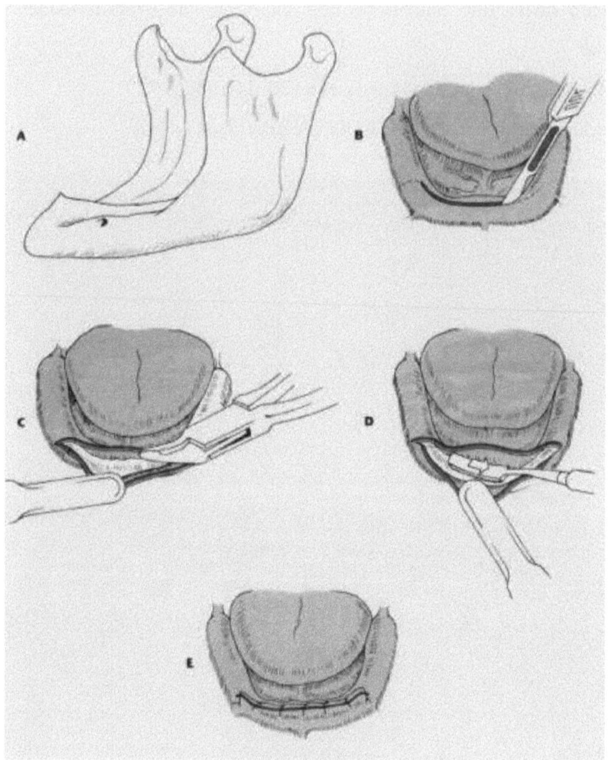

FIGURA :7

Recontorno de uma crista em gume de faca.

A. Vista lateral da mandíbula, com reabsorção resultando num rebordo alveolar em ponta de faca.

B. A incisão crestal estende-se 1 cm para além de cada extremidade da área a recontar (ocasionalmente, são necessárias incisões de libertação vertical nas extremidades posteriores da incisão inicial).

C. Rongeur utilizado para eliminar o volume da projeção óssea acentuada.

D. Lima de osso utilizada para eliminar quaisquer irregularidades menores (a broca de osso e a peça de mão também podem ser utilizadas para este fim).

E. Técnica de sutura contínua para o encerramento da mucosa.

Alveoloplastia intraseptal

Uma alternativa à remoção das irregularidades do rebordo alveolar através da técnica de alveoloplastia simples é a utilização de uma alveoloplastia intraseptal, ou técnica de Dean, que envolve a remoção de osso intraseptal e o reposicionamento do osso cortical labial, em vez da remoção de áreas excessivas ou irregulares do córtex labial.[14] Esta técnica é melhor utilizada numa área em que o rebordo tem um contorno relativamente regular e uma altura adequada, mas apresenta um corte inferior à profundidade do vestíbulo labial devido à configuração do rebordo alveolar. Pode ser realizada no momento da remoção do dente ou no período inicial de cicatrização pós-operatória.

Após a exposição da crista do rebordo alveolar por reflexão do mucoperiósteo, pode ser utilizado um pequeno rongeur para remover a porção intraseptal do osso alveolar. Após a remoção adequada do osso, a pressão digital deve ser suficiente para fraturar a placa labio-cortical do rebordo alveolar para dentro, de modo a aproximar-se mais da área da placa palatina. Ocasionalmente, pequenos cortes verticais em cada extremidade da placa labio-cortical facilitam o reposicionamento do segmento fracturado. Utilizando uma broca ou osteótomo inserido através da área de extração distal, o córtex labial é marcado sem perfuração da mucosa labial. É necessária uma pressão digital no aspeto labial da crista para determinar quando o corte ósseo está completo e para garantir que a mucosa não é danificada. Após o posicionamento da placa labio-cortical, quaisquer áreas ligeiras de irregularidade óssea podem ser contornadas com uma lima de osso e a mucosa alveolar pode ser reaproximada com técnicas de sutura interrompida ou contínua. Pode então ser colocada uma tala ou uma prótese imediata revestida com um material de revestimento macio para manter a posição óssea até ocorrer a cicatrização inicial.

Este tipo de técnica tem várias vantagens: A proeminência labial do rebordo alveolar pode ser reduzida sem reduzir significativamente a altura do rebordo nesta área. A ligação periosteal ao osso subjacente também pode ser mantida, reduzindo assim a reabsorção e a remodelação óssea pós-operatória. Finalmente, as ligações musculares na área do rebordo alveolar podem ser mantidas inalteradas neste tipo de procedimento. Michael e Barsaun[15] relataram os resultados de um estudo que comparou os efeitos da reabsorção óssea pós-operatória após três técnicas de alveoloplastia. No seu estudo, a extração não cirúrgica, a alveoloplastia labial e uma técnica de alveoloplastia intraseptal foram comparadas para avaliar a reabsorção óssea pós-operatória. Os resultados pós-operatórios iniciais foram semelhantes, mas a melhor manutenção a longo prazo da altura do rebordo alveolar foi conseguida com extracções não cirúrgicas, e a técnica de alveoloplastia intraseptal resultou em menos reabsorção do que a remoção do osso labio-cortical para redução das irregularidades do rebordo.

A principal desvantagem desta técnica é a diminuição da espessura do rebordo que obviamente ocorre com este procedimento. Se a forma do rebordo remanescente após este tipo de alveoloplastia for excessivamente fina, pode impedir a colocação de implantes no futuro. Por este motivo, a alveoloplastia intraseptal deve reduzir a espessura do rebordo numa quantidade suficiente apenas para reduzir ou eliminar os rebaixos em áreas onde não exista um plano de colocação de implantes endosteais.

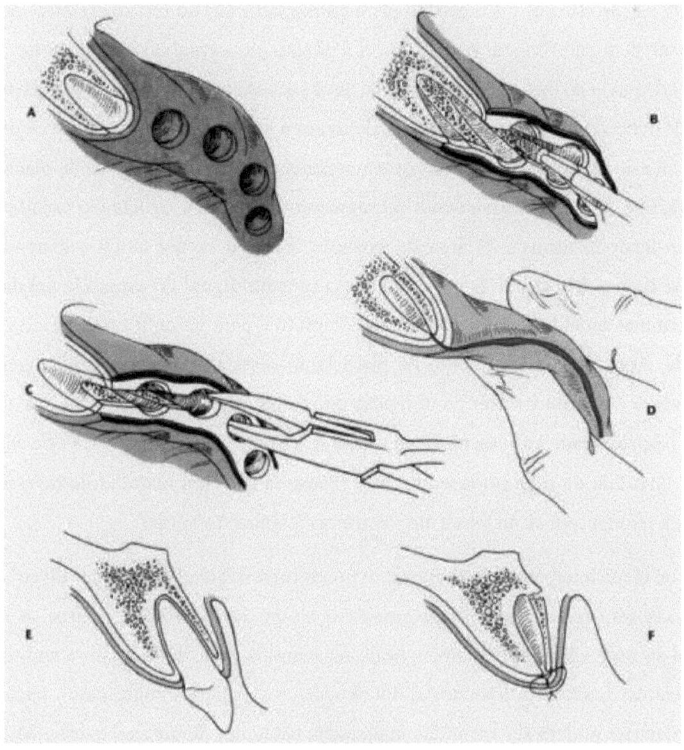

FIGURA :8

alveoloplastia intraseptal.

A. Vista oblíqua do rebordo alveolar, demonstrando um ligeiro recorte facial.

B. Elevação mínima do retalho mucoperiosteal, seguida da remoção do osso intraseptal com uma broca de fissura e uma peça de mão.

C. Rongeur utilizado para remover osso intraseptal.

D. Pressão digital utilizada para fraturar o labio-córtex na direção palatina.

E. Vista em corte transversal do processo alveolar.

F. Vista em corte transversal do processo alveolar após a remoção do dente e alveoloplastia intraseptal. Ao fraturar o labio-córtex do processo alveolar na direção palatina, o rebaixo labial pode ser eliminado sem reduzir a altura vertical do rebordo alveolar.

Redução da tuberosidade maxilar

O excesso horizontal ou vertical (ou ambos) da área da tuberosidade maxilar pode resultar de um excesso de osso, de um aumento da espessura dos tecidos moles que cobrem o osso, ou de ambos. Uma radiografia pré-operatória ou uma sondagem selectiva com uma agulha de anestesia local são frequentemente úteis para determinar em que medida o osso e os tecidos moles contribuem para este excesso e para localizar o pavimento do seio maxilar. Pode ser necessário um novo contorno da área da tuberosidade maxilar para remover irregularidades da crista óssea ou para criar um espaço adequado entre as arcadas, o que permitirá a construção adequada de aparelhos protéticos nas áreas posteriores. A cirurgia pode ser efectuada utilizando infiltração anestésica local ou blocos alveolares póstero-superiores e palatinos maiores. O acesso à tuberosidade para a remoção do osso é efectuado através de uma incisão crestal que se estende até ao aspeto posterior da área da tuberosidade. O aspeto mais posterior desta incisão é frequentemente melhor efectuado com uma lâmina de bisturi n.º 12. 12. A reflexão de um retalho mucoperiosteal de espessura total é completada nas direcções vestibular e palatina para permitir um acesso adequado a toda a área da tuberosidade. O osso pode ser removido utilizando um rongeur de corte lateral ou instrumentos rotativos, tendo o cuidado de evitar a perfuração do pavimento do seio maxilar. Se o seio maxilar for inadvertidamente perfurado, não é necessário qualquer tratamento específico, desde que a membrana do seio não tenha sido violada. Depois de ter sido removida a quantidade adequada de osso, a área deve ser alisada com uma lima de osso e irrigada abundantemente com soro fisiológico. Os retalhos mucoperiosteais podem então ser readaptados.

O excesso de tecido mole sobreposto, resultante da remoção do osso, é excisado de forma elíptica. É importante um fecho sem tensão sobre esta área, especialmente se o fundo do seio tiver sido perfurado. As suturas devem permanecer no local durante cerca de 7 dias.

As impressões iniciais da prótese podem ser concluídas aproximadamente 4 semanas após a cirurgia.

No caso de uma perfuração grosseira do seio maxilar que envolva uma abertura na membrana sinusal, recomenda-se a utilização de antibióticos e descongestionantes sinusais no pós-operatório. A penicilina ou um derivado da penicilina (amoxicilina com clavulanato) é normalmente o antibiótico de eleição, exceto se for contraindicado por alergia. Os descongestionantes sinusais, como a pseudoefedrina com ou sem um anti-histamínico, são adequados. Tanto o antibiótico como o descongestionante devem ser administrados durante 7 a 10 dias no pós-operatório. O doente é informado das potenciais complicações e advertido para não criar pressão excessiva nos seios nasais, como assoar o nariz ou chupar com uma palhinha, durante 10 a 14 dias.

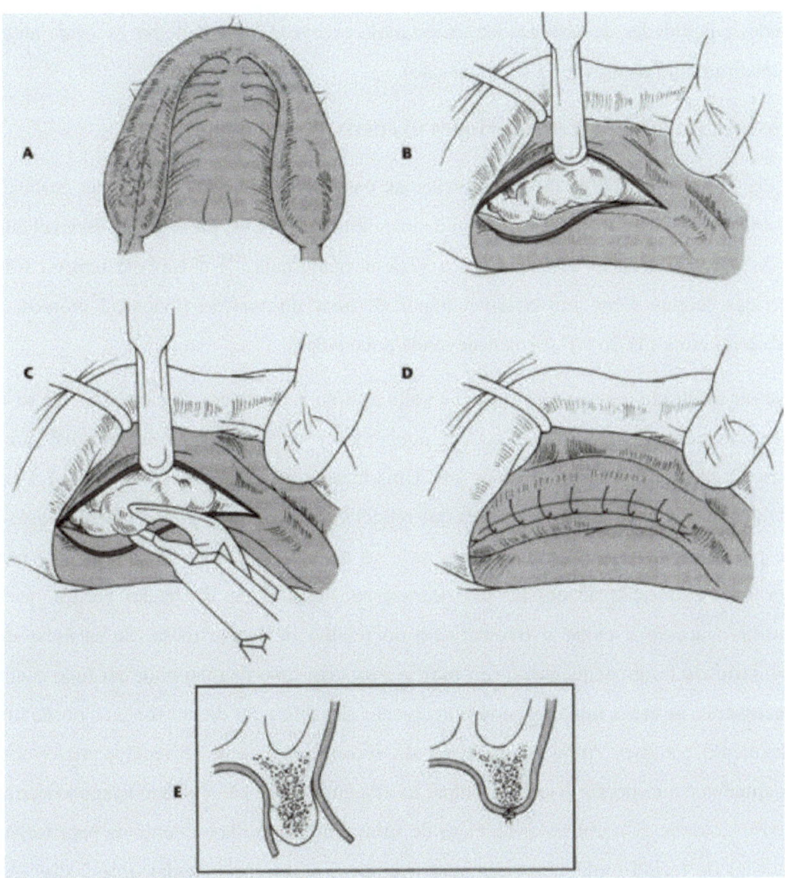

Figura :9-Redução da tuberosidade óssea.

A -Incisão alargada ao longo da crista do rebordo alveolar distalmente até à extensão superior da área da tuberosidade.

B- O retalho mucoperiosteal elevado proporciona uma exposição adequada a todas as áreas de excesso ósseo.

C- Rongeur utilizado para eliminar os excessos ósseos.

D Tecido reaproximado com técnica de sutura contínua.

E - Vista em corte transversal da área da tuberosidade posterior, mostrando a redução vertical do osso e a recolocação do retalho mucoperiosteal. (Nalguns casos, a remoção de grandes quantidades de osso produz tecido mole excessivo, que pode ser excisado antes do encerramento para evitar a sobreposição).

Exostose bucal e cortes inferiores excessivos

As exostoses orais (EO) são protuberâncias ósseas que surgem das placas corticais vestibulares ou linguais da maxila e/ou da mandíbula, com uma prevalência variável que vai de 8% a 51% na maxila e de 6% a 32% na mandíbula.[16][17] Embora tenham sido sugeridas teorias sobre um possível papel de uma inflamação periosteal crónica, a verdadeira etiologia do OE permanece ainda pouco clara.

Deve ser infiltrado um anestésico local à volta da área que requer redução óssea. No caso da exostose bucal mandibular, podem também ser necessários bloqueios alveolares inferiores para anestesiar as áreas ósseas. Uma incisão na crista estende-se 1,0 a 1,5 cm para além de cada extremidade da área que requer contorno, e um retalho mucoperiosteal de espessura total é refletido para expor as áreas de exostose óssea. Se não for possível obter uma exposição adequada, são necessárias incisões de libertação vertical para permitir o acesso e evitar o traumatismo do retalho de tecido mole. Se as áreas de irregularidade forem pequenas, o recontorno com uma lima de osso pode ser tudo o que é necessário; as áreas maiores podem necessitar da utilização de um rongeur ou de um instrumento rotativo. Após a conclusão do recontorno ósseo, os tecidos moles são readaptados e a inspeção visual e a palpação asseguram que não existem irregularidades ou cortes ósseos. São utilizadas técnicas de sutura interrompida ou contínua para fechar a incisão do tecido mole e as suturas são removidas em aproximadamente 7 dias. As impressões de próteses podem ser efectuadas 4 semanas após a cirurgia.

Embora as áreas extremamente grandes de exostose óssea necessitem geralmente de ser removidas, as áreas com pequenos cortes são frequentemente melhor tratadas se forem preenchidas com material ósseo autógeno ou alógeno. Tal situação pode ocorrer na maxila ou mandíbula anterior, onde a remoção da protuberância óssea vestibular resulta numa crista estreita na área do rebordo alveolar e numa área de suporte menos desejável para a prótese, bem como numa área que pode reabsorver mais rapidamente.

A infiltração de anestésico local é geralmente suficiente para o preenchimento de áreas de rebaixamento bucal. Após a realização de uma incisão vertical nas áreas anteriores da maxila ou da mandíbula, é utilizado um pequeno elevador periosteal para criar um túnel subperiosteal que se estende ao longo da área a ser preenchida com enxerto ósseo. As suturas são removidas aos 7 dias de pós-operatório e as impressões das próteses podem ser efectuadas 3 a 4 semanas após a cirurgia.

Outra técnica que pode ser utilizada para corrigir defeitos de contorno envolve a exposição aberta da área a ser enxertada, a colocação de material de enxerto e a utilização de uma membrana que cobre o tecido enxertado para facilitar a regeneração óssea guiada.

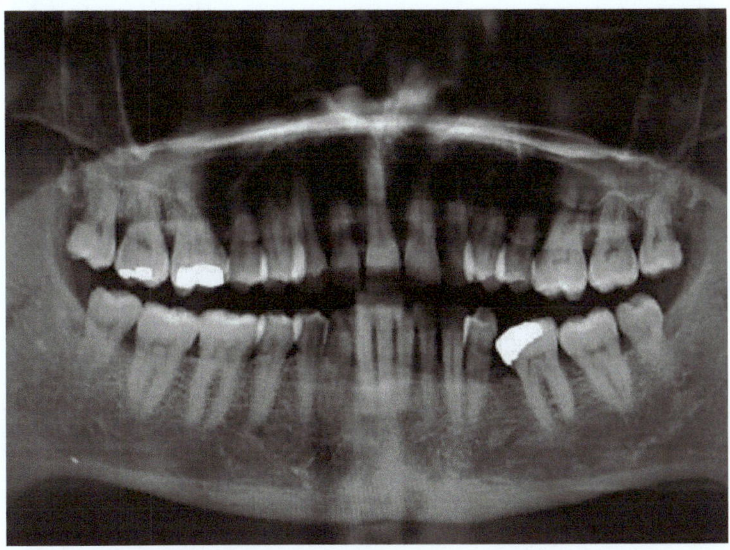

Figura 10- OPG mostrando exostose óssea bucal

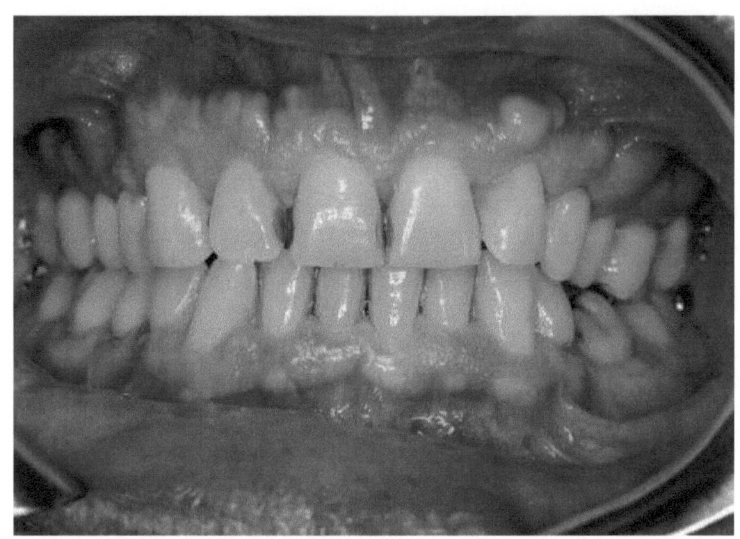

Figura 11- Representação clínica da exostose óssea bucal

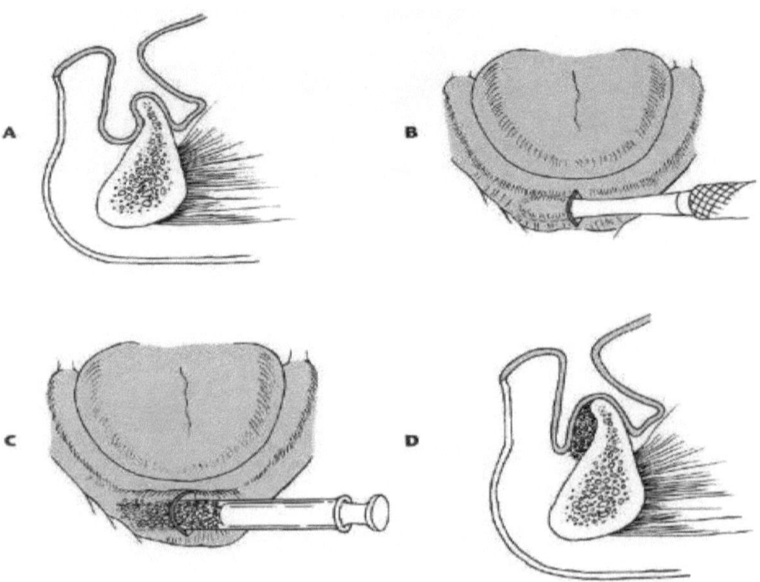

Figura 12: Remoção do rebaixo bucal mandibular.

A: Vista em corte transversal da porção anterior da mandíbula, que, se corrigida pela remoção do osso labio-cortical, resultaria numa crista em forma de faca.

B: É efectuada uma incisão vertical e é desenvolvido um túnel subperiosteal na profundidade da área do corte inferior.

C: A seringa contendo hidroxiapatite (HA) é colocada no túnel subperiosteal.

D: Vista em corte transversal após o preenchimento do defeito com HA.

Exostose palatina lateral

As exostoses foram relatadas pela primeira vez na literatura médica por Fox.[18] As exostoses e os toros são crescimentos ósseos periféricos localizados devido a uma causa desconhecida. Embora a etiologia seja desconhecida, suspeita-se de uma base hereditária. Diferenças raciais e étnicas foram demonstradas noutros estudos sobre exostoses.[19][20][21] Ocorrem em qualquer superfície dos ossos maxilares. Quando várias pequenas protuberâncias nodulares aparecem nas superfícies vestibular ou palatina do osso alveolar, são chamadas de exostoses. Quando uma protuberância óssea ocorre na linha média do palato, é chamada de torus palatinus; e quando ocorre na superfície lingual da mandíbula, é chamada de torus mandibularis

A exostose palatina lateral apresenta problemas na construção de próteses, devido ao corte inferior criado pela exostose e ao estreitamento da abóbada palatina. Ocasionalmente, estas exostoses são suficientemente grandes para que a mucosa que cobre a área fique ulcerada. É necessária uma anestesia local na zona do forame palatino maior e uma infiltração na zona da incisão. É efectuada uma incisão crestal a partir da face posterior da tuberosidade, estendendo-se ligeiramente para além da zona anterior da exostose, que necessita de ser recontornada. A reflexão do mucoperiósteo na direção palatina deve ser realizada com uma atenção cuidadosa à área do forame palatino para evitar danos nos vasos sanguíneos à medida que estes saem do forame e se estendem para a frente. Após uma exposição adequada, pode ser utilizado um instrumento rotativo ou uma lima de osso para remover o excesso de projeção óssea nesta área. A área é irrigada com solução salina estéril e fechada com suturas contínuas ou interrompidas. Em geral, não é necessária qualquer tala cirúrgica ou tampão, e os tecidos moles aparentemente redundantes adaptar-se-ão após este procedimento.

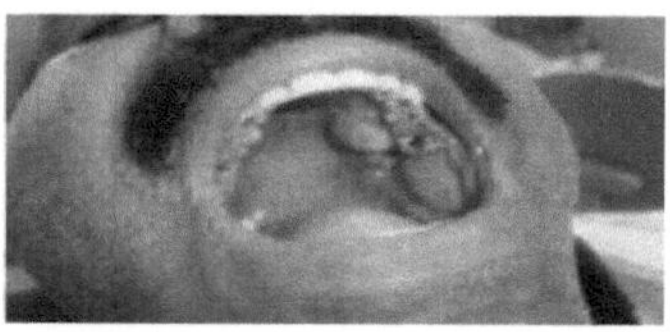

Vista intra-oral da exostose óssea palatina

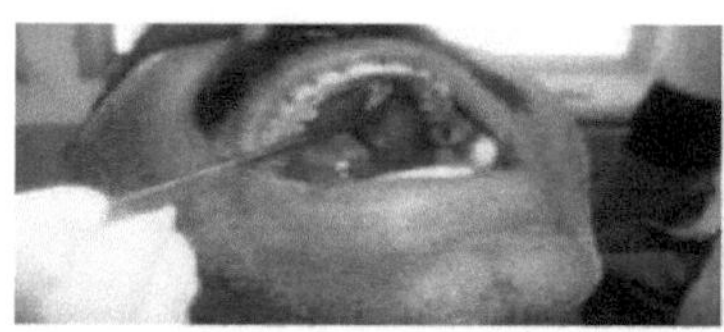

Incisão efectuada, retalho levantado e exostose óssea palatina exposta

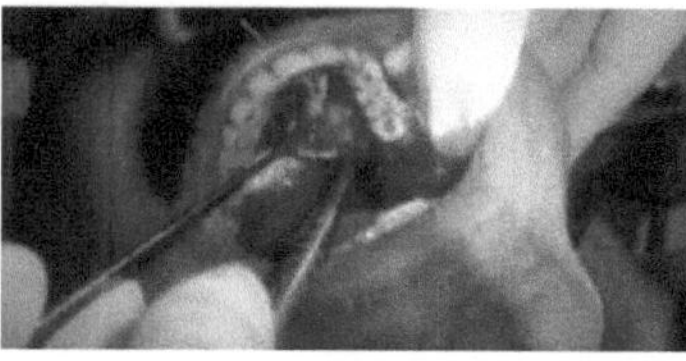

Remoção cirúrgica de exostose óssea palatina

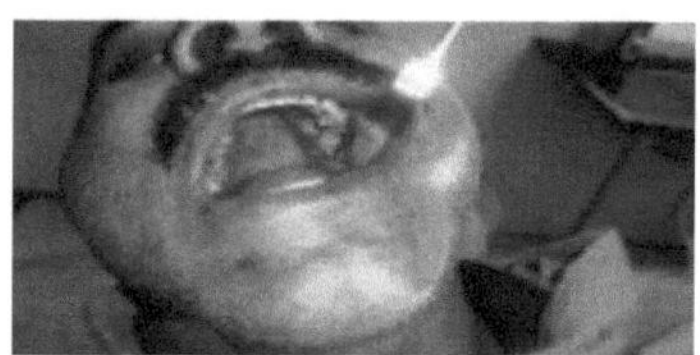

Vista intra-oral pós-operatória: Local da cirurgia fechado com sutura de seda 3-0

Figura 13: Exostose palatina lateral

Redução da crista milohióide

Uma das áreas mais comuns que interfere com a construção correta da prótese na mandíbula é a área da crista milo-hióidea. Para além da crista óssea propriamente dita, com a sua fina cobertura de mucosa facilmente danificada, a ligação muscular a esta área é frequentemente responsável pela deslocação da prótese. Quando esta crista é extremamente afiada, a pressão da prótese pode produzir uma dor significativa nesta área. Em casos de reabsorção grave, a linha oblíqua externa e a área da crista milo-hioideia podem, de facto, formar as áreas mais proeminentes da mandíbula posterior, com a porção média da crista mandibular a existir como uma estrutura côncava. Nestes casos, o aumento do aspeto posterior da mandíbula, em vez da remoção do rebordo milo-hióideo, pode ser benéfico. No entanto, alguns casos podem ser melhorados através da redução da área do rebordo milo-hióideo.

São necessários bloqueios dos nervos alveolar inferior, bucal e lingual para a redução do rebordo milo-hióideo. É efectuada uma incisão linear sobre a crista do rebordo no aspeto posterior da mandíbula. Deve ser evitada a extensão da incisão demasiado longe para o aspeto lingual, porque isso pode causar um potencial traumatismo do nervo lingual. É refletido um retalho mucoperiosteal de espessura total, que expõe a área do rebordo milo-hióideo e as ligações do músculo milo-hióideo. As fibras do músculo milo-hióideo são removidas da crista através de uma incisão acentuada da fixação muscular na área de origem óssea. Quando o músculo é libertado, a gordura subjacente é visível no campo cirúrgico. Após a reflexão do músculo, pode ser utilizado um instrumento rotativo com uma proteção cuidadosa dos tecidos moles ou uma lima de osso para remover a proeminência acentuada do rebordo milo-hióideo. A substituição imediata da prótese é desejável, porque pode ajudar a facilitar uma deslocação mais inferior da ligação muscular; no entanto, isto é algo imprevisível e pode ser melhor gerido através de um procedimento para baixar o pavimento da boca.

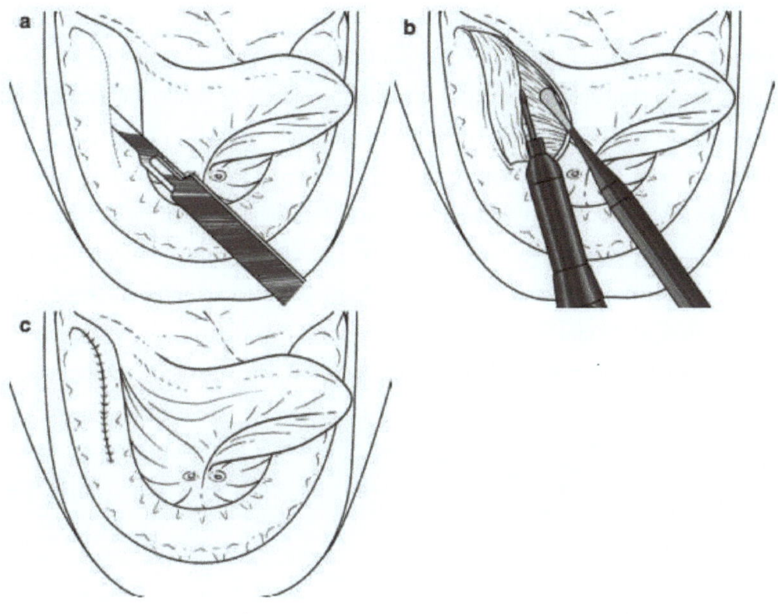

Figura 14: Redução da crista milo-hióidea

(a) Incisão ao longo da crista da crista

(b) fap levantada e osso aparado

(c) Suturar a incisão

Redução do tubérculo geniano

O músculo genioglosso é um músculo que está aderido ao aspeto lingual da mandíbula anterior e, quando a reabsorção continua, o tubérculo genial torna-se mais proeminente e, juntamente com os músculos aderentes, cria uma deslocação da prótese. Neste caso, o tubérculo pronunciado pode ser aparado e libertado. Este procedimento pode ser efectuado isoladamente ou em combinação com procedimentos que sugiram o abaixamento do pavimento da boca.

É efectuada uma incisão crestal desde a linha média até ao corpo médio da mandíbula para obter um acesso adequado, seguida de uma dissecção subperiosteal, expondo assim o tubérculo e o músculo aderente. O músculo pode ser excisado da fixação óssea utilizando um electrocautério monoplanar, tendo o cuidado de obter hemostase, caso contrário, há o risco de embaraço das vias respiratórias devido à ocorrência de um hematoma em expansão. O tubérculo genial exposto é aparado com uma broca redonda ou de fenda. O alisamento adicional é efectuado com uma lima de osso. A fenda é devolvida à posição original e fechada com suturas não reabsorvíveis. Anderson[22] propôs a reinserção dos músculos genioglosso e geniohióideo num nível inferior. Neste caso, defende a utilização de uma incisão sagital na linha média no periósteo e a exposição da prateleira genial. O tubérculo é reduzido e a incisão é fechada com suturas absorvíveis.

<u>**REMOÇÃO DE TORI**</u>

Tori, que significa "sobressair" ou "protuberância" em latim, refere-se a protuberâncias ósseas inócuas. A etiologia da sua ocorrência não é clara. A descrição inicial da ocorrência de toros encontra-se nos Proceedings of the Royal Society of Medicine, por Rickman Godlee[23] , a que se seguiram os relatos de vários autores e, mais tarde, resumidos de forma magnífica por Garcia[24] . Em indivíduos dentados, a remoção do toro pode não ser necessária, a menos que impeça as funções ou gere desconforto. Mas em desdentados, a presença de toros impede a colocação suave da prótese, pelo que a remoção se torna obrigatória. Outras indicações incluem o facto de a superfície da mucosa ficar traumatizada, com episódios frequentes de ulceração, apresentando sulcos profundos e múltiplos nódulos, e problemas psicológicos. A literatura também sugere os toros como fontes dadoras de osso autógeno para procedimentos de enxerto intra-oral. Morraes et al.[25] e Hassan et al.[26] descrevem a versatilidade dos enxertos de tórus para métodos reconstrutivos. A classificação dos toros foi inicialmente proposta por Kolas[27] , que os classificou de acordo com o número de nódulos e sua localização em bilaterais simples, bilaterais múltiplos, unilaterais simples e unilaterais múltiplos[28] .

Haugen[29] formulou a categorização dos toros com base no seu tamanho. Esta é ilustrada da seguinte forma

Tipo A - pequenos toros com menos de 2 mm no seu maior diâmetro.

Tipo B-médio-2-4 mm no seu maior diâmetro.

Tipo C - grande - e mais de 4 mm no seu maior diâmetro.

Reichart[30] , na sua modificação da classificação de Haugen, sugeriu poucas alterações:

Grau I-Tori até 3 mm na sua maior dimensão,

Grau II-Tori até 6 mm na sua maior dimensão e

Os Tori de grau III com mais de 6 mm pertencem a este grupo.

Tori maxilar

Os toros maxilares consistem na formação de exostoses ósseas na área do palato. A origem dos toros maxilares não é clara. Encontram-se em 20% da população feminina, aproximadamente o dobro da prevalência nos homens[31] . Os toros podem ter várias formas e configurações, desde uma única elevação lisa até uma massa óssea pedunculada multiloculada. Os toros apresentam poucos problemas quando a dentição maxilar está presente e apenas ocasionalmente interferem com a fala ou tornam-se ulcerados devido a traumas frequentes no palato. No entanto, quando a perda de dentes exige a construção de próteses totais ou parciais, os toros frequentemente interferem com o desenho e a função adequados da prótese. Quase todos os toros maxilares grandes devem ser removidos antes da construção de uma prótese total ou parcial. Os toros mais pequenos podem muitas vezes ser deixados, porque não interferem com a construção ou função da prótese. Mesmo os toros mais pequenos necessitam de ser removidos quando são irregulares, extremamente recortados, ou na área onde seria expetável um selamento palatino posterior. Os bloqueios bilaterais do palato maior e do incisivo e a infiltração local fornecem a anestesia necessária para a remoção dos toros. Uma incisão linear na linha média do toro com incisões oblíquas de libertação vertical numa ou em ambas as extremidades é geralmente necessária. Uma vez que a mucosa sobre esta área é extremamente fina, é necessário ter cuidado para refletir o tecido do osso subjacente, uma tarefa particularmente difícil quando os toros são multiloculados. Por vezes, pode ser utilizado um retalho palatino completo para a exposição dos toros. É efectuada uma incisão ao longo da crista da crista quando o doente é edêntulo ou é utilizada uma incisão sulcular palatina quando estão presentes dentes. A reflexão dos tecidos com este tipo de incisão é muitas vezes muito difícil se os toros tiverem grandes cortes inferiores onde a exostose óssea está fundida com o palato. Quando estão presentes toros com uma pequena base pedunculada, pode ser utilizado um osteótomo e um martelo para remover a massa óssea. No caso de toros maiores, normalmente é melhor seccioná-los em múltiplos fragmentos com uma broca numa peça de mão rotativa. Deve ser dada especial atenção à profundidade dos cortes, para evitar a perfuração do pavimento do nariz. Após a secção, as porções individuais do toro podem ser removidas com um martelo e um osteótomo ou um rongeur; em seguida, a área pode ser alisada com uma broca de osso grande. Não é necessário remover toda a projeção óssea, mas deve ser criada uma área regular e lisa, sem rebaixos, sem extensão para a área onde seria colocado um selo palatino posterior. O tecido é readaptado por pressão do dedo e inspeccionado para determinar a quantidade de mucosa em excesso que pode necessitar de ser removida. É importante reter tecido suficiente para permitir um fecho sem tensão em toda a área de osso exposto. A mucosa é reaproximada e suturada; é frequentemente necessária uma técnica de sutura interrompida, porque a mucosa fina pode não reter bem as suturas. Para evitar a formação de hematoma, deve ser colocado algum tipo de penso de pressão sobre a área da abóbada palatina. Uma prótese temporária ou uma tala pré-fabricada com um revestimento macio colocado no centro do palato para evitar a necrose por pressão também pode ser usada para apoiar a mucosa fina e evitar a formação de hematoma. As principais complicações da remoção dos toros maxilares incluem a formação de hematoma pós-operatório, fratura ou perfuração do pavimento do nariz e necrose do retalho. Os cuidados locais, incluindo irrigação vigorosa, boa higiene e suporte com condicionadores de tecidos moles na tala ou prótese, geralmente proporcionam um tratamento adequado.

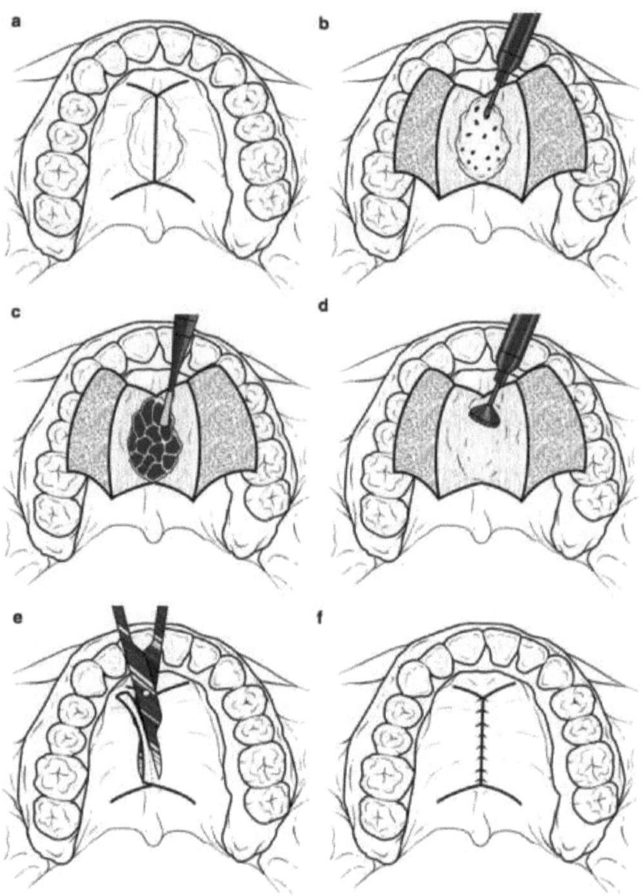

Figura 15: Redução dos toros maxilares

(a) Incisão, (b) aba levantada, (c) sulcos múltiplos feitos, (d) corte final com aparador de acrílico, (e) excesso de tecido mole aparado, (f) fecho.

Tori mandibular

Os toros mandibulares são protuberâncias ósseas no aspeto lingual da mandíbula que ocorrem normalmente na área dos pré-molares. As origens desta exostose óssea são incertas, e os crescimentos podem aumentar lentamente de tamanho. Ocasionalmente, toros extremamente grandes interferem com a fala normal ou com a função da língua durante a alimentação, mas esses toros raramente requerem remoção quando os dentes estão presentes. Após a remoção dos dentes inferiores e antes da construção de próteses parciais ou completas, pode ser necessário remover os toros mandibulares para facilitar a construção da prótese.

As injecções bilaterais lingual e alveolar inferior proporcionam anestesia adequada para a remoção dos toros. Deve ser efectuada uma incisão na crista da crista, estendendo-se 1 a 1,5 cm para além de cada extremidade dos toros a reduzir. Quando se pretende remover toros bilaterais em simultâneo, é preferível deixar uma pequena faixa de tecido presa na linha média entre a extensão anterior das duas incisões. Deixar esse tecido preso ajuda a eliminar a potencial formação de hematoma no assoalho anterior da boca e manterá o máximo possível do vestíbulo lingual na área mandibular anterior. Tal como acontece com os toros maxilares, a mucosa sobre os toros linguais é geralmente muito fina e deve ser reflectida cuidadosamente para expor toda a área de osso a ser recontornada.

Quando o toro tem uma pequena base pedunculada, pode ser utilizado um martelo e um osteótomo para clivar o toro a partir do aspeto medial da mandíbula. A linha de clivagem pode ser direcionada criando um pequeno canal com uma broca e uma peça de mão antes de utilizar um osteótomo. É extremamente importante assegurar que a direção do canal inicial da broca (ou do osteótomo, se for utilizado sozinho) é paralela ao aspeto medial da mandíbula para evitar uma fratura desfavorável do córtex lingual ou inferior. A broca também pode ser utilizada para aprofundar o canal de modo a que um pequeno instrumento possa ser alavancado contra a mandíbula para fraturar o toro lingual e permitir a sua remoção. Uma broca ou lima de osso pode então ser utilizada para alisar o córtex lingual. O tecido deve ser readaptado e palpado para avaliar o contorno e a eliminação de rebaixos. Utiliza-se uma técnica de sutura interrompida ou contínua para fechar as incisões. As compressas de gaze colocadas no assoalho da boca e mantidas por 12 horas são geralmente úteis para reduzir o edema pós-operatório e a formação de hematoma. No caso de deiscência da ferida ou de osso exposto na área de uma perfuração da mucosa, o tratamento com cuidados locais, incluindo irrigação salina vigorosa e frequente, é geralmente suficiente.

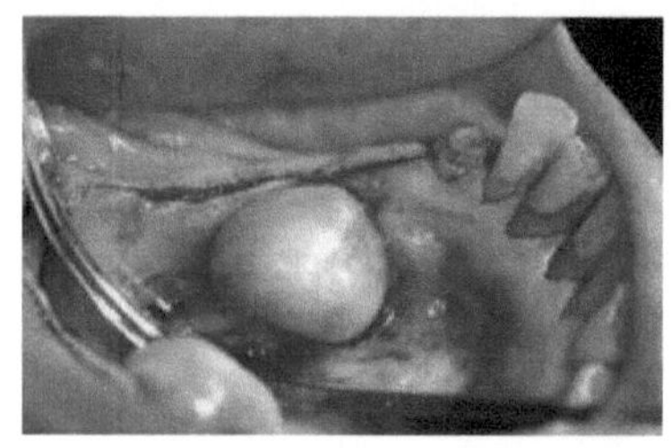

TOROS MANDIBULARES

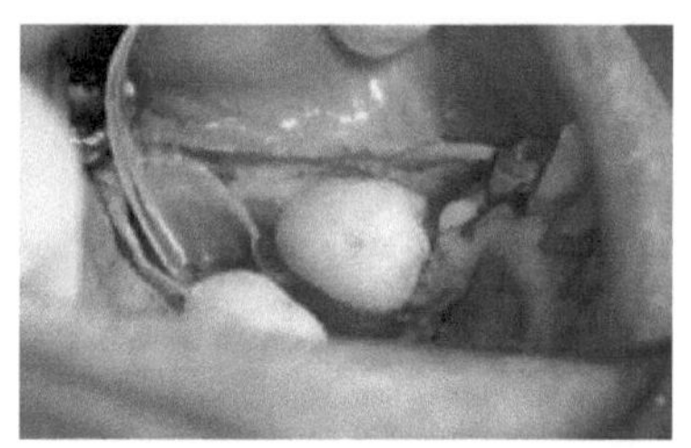

EXPOSIÇÃO DE TOROS MANDIBULARES

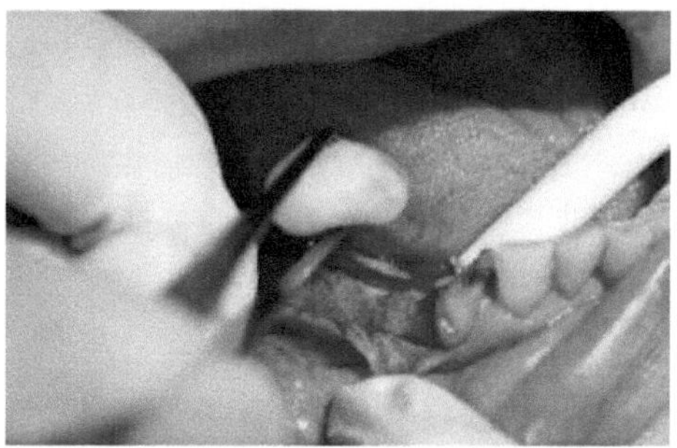

EXCISÃO DE TOROS MANDIBULARES

FIGURA :16 - EXCISÃO DE TOROS MANDIBULARES

ANOMALIAS DOS TECIDOS MOLES

As anomalias dos tecidos moles nas áreas portadoras de prótese e nos tecidos periféricos incluem tecido fibroso excessivo ou hipermóvel; lesões inflamatórias, como a hiperplasia fibrosa inflamatória do vestíbulo e a hiperplasia papilar inflamatória do palato; e ligações musculares e frenais anormais. Com exceção das lesões patológicas e inflamatórias, muitas das outras condições não apresentam problemas quando o doente tem uma dentição completa. No entanto, quando a perda de dentes exige a reconstrução protética, a alteração dos tecidos moles é frequentemente necessária. Imediatamente após a remoção do dente, os anexos musculares e frenais inicialmente não apresentam problemas, mas podem eventualmente interferir com a construção correta da prótese à medida que ocorre a reabsorção óssea.

O planeamento do tratamento a longo prazo antes de qualquer cirurgia aos tecidos moles é obrigatório. O tecido mole que inicialmente parece estar flácido e excessivo pode ser bastante útil se forem necessários futuros procedimentos de aumento do rebordo ou de enxerto. A mucosa oral é difícil de substituir depois de ser removida. A única exceção a esta utilidade do excesso de tecido é quando as lesões patológicas do tecido mole requerem remoção.

Redução da tuberosidade maxilar (tecidos moles)

O principal objetivo da redução da tuberosidade maxilar dos tecidos moles é proporcionar um espaço inter-arcos adequado para a construção de próteses na área posterior e uma base mucosa firme de espessura consistente na área de suporte da prótese do rebordo alveolar. A redução da tuberosidade maxilar pode exigir a remoção de tecido mole e osso para obter o resultado pretendido. A quantidade de tecido mole disponível para a redução pode frequentemente ser determinada através da avaliação de uma radiografia panorâmica pré-cirúrgica. Se uma radiografia não tiver a qualidade necessária para determinar a espessura dos tecidos moles, esta profundidade pode ser medida com uma sonda afiada após a obtenção de anestesia local no momento da cirurgia.

A infiltração de anestésico local na zona posterior do maxilar é suficiente para uma redução da tuberosidade. É feita uma incisão elíptica inicial sobre a tuberosidade na área que requer redução, e esta secção de tecido é removida. Após a remoção do tecido, as margens medial e lateral da excisão devem ser afinadas para remover o excesso de tecido mole, o que permite uma maior redução do tecido mole e proporciona um fecho de tecido mole sem tensão. Após o desbaste dos retalhos, pode ser utilizada uma pressão digital para aproximar o tecido, a fim de avaliar a redução vertical efectuada. Se tiver sido removido tecido suficiente, a área é suturada com técnicas de sutura interrompida ou contínua. Se tiver sido removido demasiado tecido, não deve ser feita qualquer tentativa de suturar a ferida. Deve ser efectuada uma aproximação sem tensão do tecido ao osso, o que permite que a área aberta da ferida cicatrize por segunda intenção. As suturas são removidas em 5 a 7 dias e as impressões podem geralmente ser tiradas 3 a 4 semanas após a cirurgia.

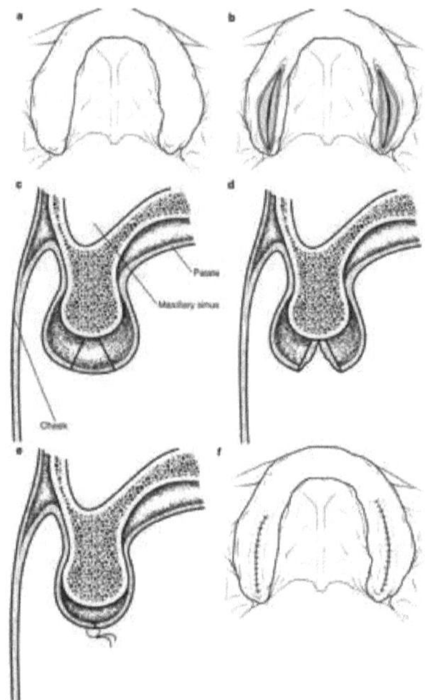

FIGURA :17- Redução da tuberosidade maxilar (tecido mole)

(a) Tuberosidade bulbosa,

(b) Incisão elíptica colocada e fap levantada

(c e d) Redução,

(e e f) Incisão suturada

44

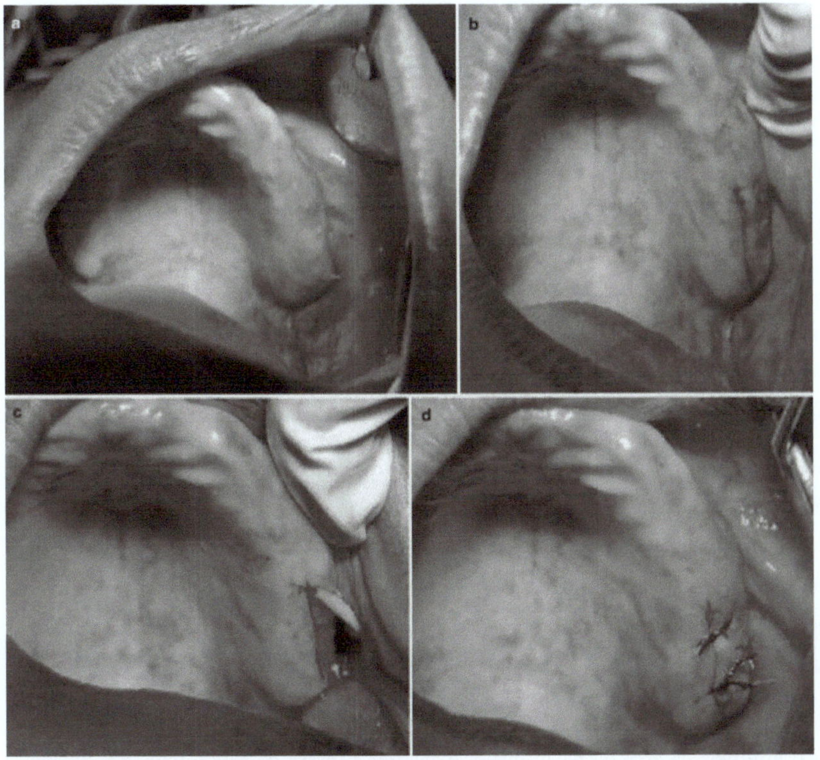

FIGURA :18 - Fotografia clínica mostrando

(a) Tuberosidade bulbosa

(b) Incisão elíptica

(c) Refecção Fap

(d) Ferida suturada

Redução da almofada retromolar mandibular

A necessidade de remoção do tecido hipertrófico retromolar mandibular é rara. É importante determinar se o doente não está a colocar a mandíbula para a frente ou verticalmente sobre fechada durante a avaliação clínica e com registos de tratamento e moldes montados. A infiltração de anestésico local na zona a excisar é suficiente. É efectuada uma incisão elíptica para excisar a maior área de espessura de tecido na zona posterior da mandíbula. É efectuado um ligeiro adelgaçamento das áreas adjacentes, com a maior parte da redução de tecido no aspeto labial. A remoção excessiva de tecido na área submucosa do retalho lingual pode resultar em danos no nervo e na artéria lingual. O tecido é aproximado com suturas contínuas ou interrompidas.

Excesso de tecido mole palatino lateral

O excesso de tecido mole no aspeto lateral da abóbada palatina interfere frequentemente com a construção correta da prótese. Tal como acontece com as anomalias ósseas desta área, a hipertrofia dos tecidos moles estreita frequentemente a abóbada palatina e cria ligeiros rebaixos, que interferem com a construção e inserção da prótese.

Uma técnica sugerida para a remoção do tecido mole do palato lateral envolve a ressecção submucosa do tecido em excesso de forma semelhante à redução da tuberosidade do tecido mole descrita anteriormente. No entanto, a quantidade e a extensão da remoção do tecido mole sob a mucosa é muito mais extensa e cria o risco de danos nos vasos palatinos maiores, com possível hemorragia ou descamação da área do tecido mole do palato lateral.

A técnica preferida requer a excisão superficial do excesso de tecido mole. A anestesia local infiltrada na área do palato maior e anterior à massa de tecido mole é suficiente. Com uma lâmina de bisturi afiada, de forma tangencial, as camadas superficiais da mucosa e o tecido fibroso subjacente podem ser removidos na medida do necessário para eliminar os cortes na massa de tecido mole. Após a remoção deste tecido, pode ser colocada uma tala cirúrgica revestida com um condicionador de tecidos durante 5 a 7 dias para ajudar na cicatrização

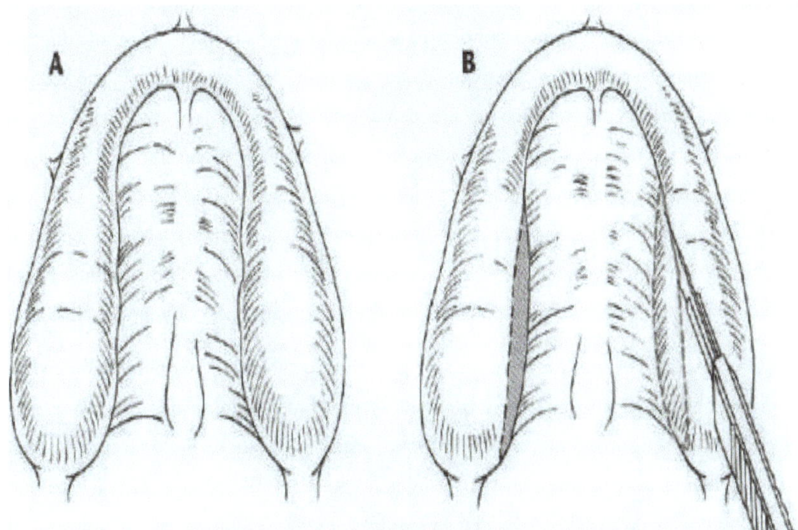

FIGURA :19 Remoção do tecido mole do palato lateral

A- Vista do tecido palatino excessivo que cria uma abóbada palatina estreita e áreas de corte inferior.

B- Excisão tangencial do excesso de tecido mole

Tecido hipermóvel sem suporte

O excesso de tecido hipermóvel sem inflamação no rebordo alveolar é geralmente o resultado da reabsorção do osso subjacente, de próteses mal ajustadas ou de ambos. Antes da excisão deste tecido, deve ser determinado se o osso subjacente deve ser aumentado com um enxerto. Se uma deficiência óssea for a causa primária do excesso de tecido mole, então o aumento do osso subjacente é o tratamento de eleição. Se a altura alveolar adequada permanecer após a redução do tecido mole hipermóvel, então a excisão pode ser indicada.

É injetado um anestésico local adjacente à área que requer a excisão de tecido. A remoção de tecido hipermóvel na área do rebordo alveolar consiste em duas incisões paralelas de espessura total nas faces vestibular e lingual do tecido a ser excisado.

É utilizado um elevador periosteal para remover o excesso de tecido mole do osso subjacente. Pode ser necessária uma excisão tangencial de pequenas quantidades de tecido nas áreas adjacentes para permitir uma adaptação adequada do tecido mole durante o encerramento. Estas excisões adicionais devem ser mantidas a um nível mínimo sempre que possível para evitar a remoção de demasiado tecido mole e para prevenir o descolamento do periósteo do osso subjacente. São utilizadas suturas contínuas ou interrompidas para aproximar o tecido restante e são removidas 7 dias após a cirurgia. As impressões das próteses podem ser feitas normalmente 3 a 4 semanas após a cirurgia. Uma complicação possível deste tipo de procedimento é a obliteração do vestíbulo bucal como resultado do enfraquecimento do tecido necessário para obter o fecho do tecido.

O tecido hipermóvel na área da crista do rebordo alveolar mandibular consiste frequentemente numa pequena faixa de tecido semelhante a um cordão. Se não existir uma projeção óssea subjacente, a melhor forma de remover este tecido é através de uma excisão de tecido mole supraperiosteal. É injetado anestésico local adjacente à área que requer a remoção do tecido. A banda de tecido conjuntivo fibroso, semelhante a um cordão, pode ser elevada com a utilização de pinças e tesouras, e as tesouras podem ser utilizadas para excisar o tecido fibroso na fixação ao rebordo alveolar. Geralmente, não é necessária qualquer sutura para esta técnica, e uma prótese com um revestimento macio pode ser reinserida imediatamente.

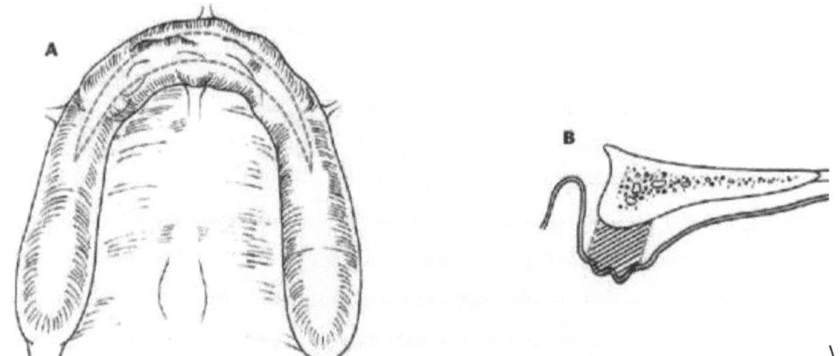

FIGURA :20- Remoção de tecido hipermóvel sem suporte.

A- Esquema das incisões para a remoção da zona da crista do tecido hipermóvel.

B- Área da secção transversal que demonstra a quantidade de tecido a ser excisado.

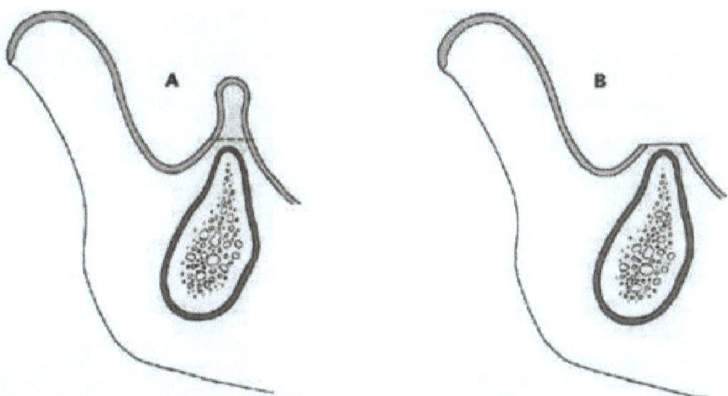

FIGURA :21- Remoção supraperiosteal de tecido hipermóvel no rebordo alveolar mandibular.

A- Tecido hipermóvel no aspeto superior da crista.

B- Utilizam-se pinças e tesouras para excisar o cordão como tecido fibroso móvel sem perfurar o periósteo.

Hiperplasia fibrosa inflamatória

A hiperplasia fibrosa inflamatória, também designada por epulis fissuratum ou fibrose da prótese, é um aumento hiperplásico generalizado da mucosa e do tecido fibroso no rebordo alveolar e na área vestibular, que resulta mais frequentemente de próteses mal ajustadas. Nas fases iniciais da hiperplasia fibrosa, quando a fibrose é mínima, o tratamento não cirúrgico com uma prótese em combinação com um revestimento macio é frequentemente suficiente para a redução ou eliminação deste tecido. Quando a condição está presente há algum tempo, existe uma fibrose significativa no tecido hiperplásico. Esta não responde ao tratamento não cirúrgico; a excisão do tecido hiperplásico é o tratamento de eleição. Podem ser utilizadas três técnicas para o tratamento bem sucedido da hiperplasia fibrosa inflamatória. A infiltração de anestésico local na zona do tecido redundante é suficiente para anestesiar. Quando a área a excisar é minimamente alargada, as técnicas electrocirúrgicas ou a laser proporcionam bons resultados para a excisão do tecido. Se a massa de tecido for extensa, a excisão de grandes áreas utilizando técnicas electrocirúrgicas pode resultar em cicatrizes vestibulares excessivas. É preferível a excisão simples e a reaproximação do tecido remanescente. As áreas redundantes de tecido são agarradas com captadores de tecido, é feita uma incisão afiada na base do tecido fibroso excessivo até ao periósteo e o tecido hiperplásico é removido. O tecido adjacente é suavemente desminado e reaproximado com suturas interrompidas ou contínuas. Quando são encontradas áreas de redundância grosseira de tecido, a excisão resulta frequentemente na eliminação total do vestíbulo. Nestes casos, é preferível a excisão da epula, com reposicionamento da mucosa periférica e epitelização secundária. Neste procedimento, o tecido mole hiperplásico é excisado superficialmente ao periósteo da área do rebordo alveolar. É criado um leito supraperiosteal limpo sobre a área do rebordo alveolar, e a margem não afetada da excisão do tecido é suturada ao aspeto mais superior do periósteo vestibular com uma técnica de sutura interrompida. É colocada uma tala cirúrgica ou uma prótese revestida com um condicionador de tecidos moles, que é usada continuamente durante os primeiros 5 a 7 dias, sendo removida apenas para lavagens orais com soro fisiológico. A epitelização secundária ocorre normalmente e as impressões de próteses podem ser efectuadas no prazo de uma semana. A excisão a laser de grandes epúlides permite a remoção completa sem cicatrizes ou hemorragias excessivas. Uma prótese com revestimento macio pode proporcionar um conforto pós-operatório adicional a partir de um procedimento que inicialmente cria uma dor mínima, mas que atinge o pico de dor vários dias depois. O tecido hiperplásico representa normalmente apenas o resultado de um processo inflamatório; no entanto, podem existir outras condições patológicas. Por conseguinte, é imperativo que sejam sempre enviadas amostras de tecido representativas para exame patológico após a remoção.

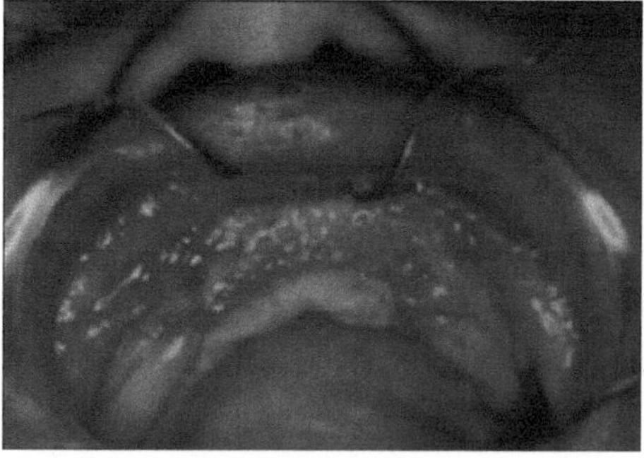

FIGURA :22- Hiperplasia fibrosa inflamatória da zona labiovestibular

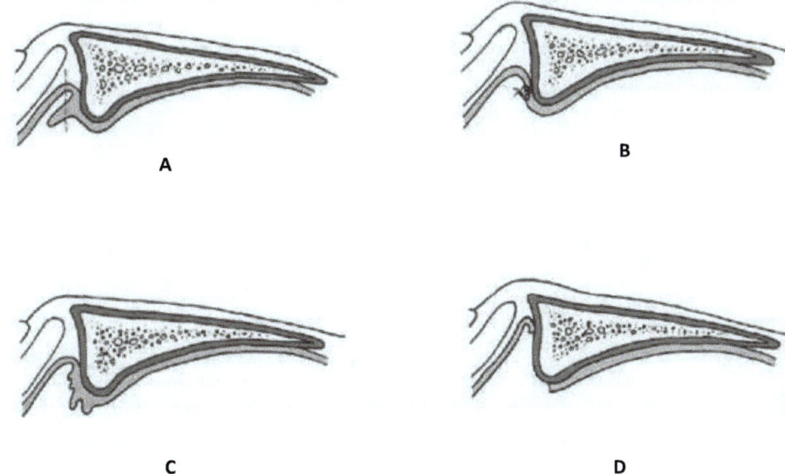

FIGURA :23

A- Área pequena e bem localizada de hiperplasia fibrosa. Esta área pode ser removida com uma simples excisão.

B- Fecho das margens da ferida.

C- Grande área de hiperplasia fibrosa inflamatória. A remoção e o encerramento primário resultariam na eliminação do vestíbulo labial.

D- Após a remoção supraperiosteal do excesso de tecido, a borda da mucosa é suturada ao periósteo na profundidade do vestíbulo.

Hiperplasia Papilar Inflamatória do Palato

A formação de tecido hiperplásico papilar inflamatório no palato resulta frequentemente de irritação mecânica e é observada com maior frequência em doentes que usam aparelhos protésicos. Outros potenciais factores que contribuem para este processo incluem a falta de higiene, infecções fúngicas e a inflamação associada. Esta condição aparece normalmente como múltiplas projecções nodulares no tecido palatino. Embora em tempos se tenha pensado que representava uma condição pré-cancerosa, tal não foi comprovado.[32] Uma vez que o processo parece ser primariamente inflamatório e não neoplásico, não é necessária uma incisão total de toda a espessura. De facto, nas fases

51

muito precoces, o tratamento não cirúrgico, como o ajuste adequado da prótese combinado com um condicionador de tecidos, pode eliminar ou reduzir este problema.

Se a remoção for necessária, recomenda-se uma excisão da mucosa superficial ao periósteo, que geralmente pode ser realizada com infiltração de anestésico local na área palatina. Independentemente da técnica utilizada para a remoção deste tecido, deve ser obtida uma amostra e enviada para exame histopatológico. Guernsey[33] descreveu uma técnica que utiliza alças electrocirúrgicas para a excisão da mucosa palatina. Quando são utilizadas técnicas electrocirúrgicas, é importante manter uma excisão de espessura dividida para que o osso palatino não seja cauterizado. Uma técnica alternativa que elimina esta possibilidade é a excisão em duas partes, efectuada com um bisturi. No entanto, a forma do palato e o acesso à área de excisão podem limitar a utilização desta técnica com bisturi em determinadas situações. As técnicas de abrasão da camada superficial da mucosa palatina também são eficazes para o tratamento. Para este efeito, pode ser utilizada uma broca de acrílico ou de osso de canelura grossa ou uma escova de dermoabrasão numa peça de mão rotativa. Outras técnicas que podem ser consideradas para a remoção de tecido superficial incluem a criocirurgia e a utilização de lasers. Após a incisão dos tecidos, a colocação de uma tala ou prótese contendo um revestimento de tecido mole proporciona um maior conforto ao doente durante o período de cicatrização. A epitelização secundária ocorre normalmente em aproximadamente 4 semanas.

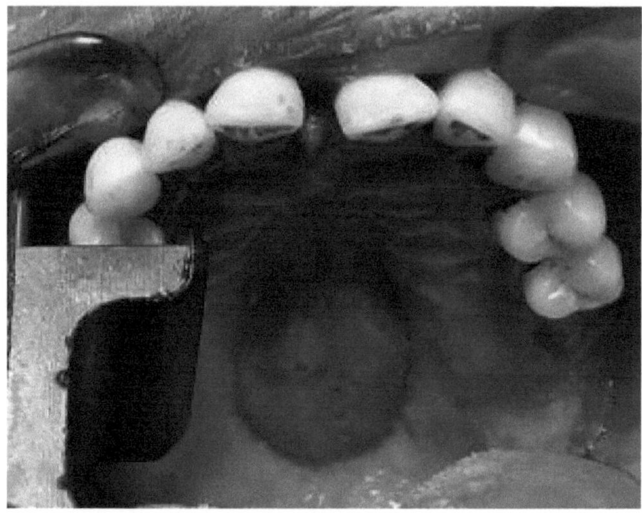

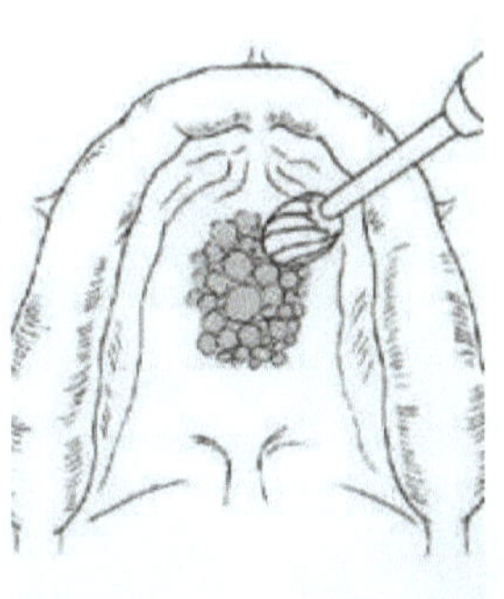

FIGURA :25- Diagrama da remoção da hiperplasia papilar do palato utilizando uma broca para abrasão da mucosa

Frenectomia

As ligações frenais activas e fortes interferem com a colocação de próteses e é necessário aliviar as ligações. Nos procedimentos de frenectomia, são utilizadas várias incisões, como v-y, z plasty e incisões em forma de diamante.

Frenectomia labial

No estado edêntulo, a fixação frenal anómala é irritada pelos flanges da prótese, levando à instabilidade. A área da prótese pode ser aliviada, mas pode ser inestética, pelo que surge a necessidade de frenectomia. A plastia em Z é utilizada para eliminar a fixação anómala. Outro método é o procedimento V-Y, mas tem a desvantagem de criar um volume excessivo de tecido na profundidade do vestíbulo. O procedimento operatório é o seguinte. É efectuada sob anestesia local, mas o tecido não deve ser excessivamente distendido. O lábio é estendido e evertido para tensionar o frénulo. A peça de tecido em forma de V é mantida por uma pinça de tecido ou por uma pinça Allis, e é efectuada uma incisão até ao periósteo de cada lado do frénulo. As suturas reabsorvíveis são preferidas, uma vez que a remoção é difícil nesta área. A primeira sutura deve ser colocada na profundidade do vestíbulo e deve envolver o periósteo para evitar a perda da profundidade vestibular.

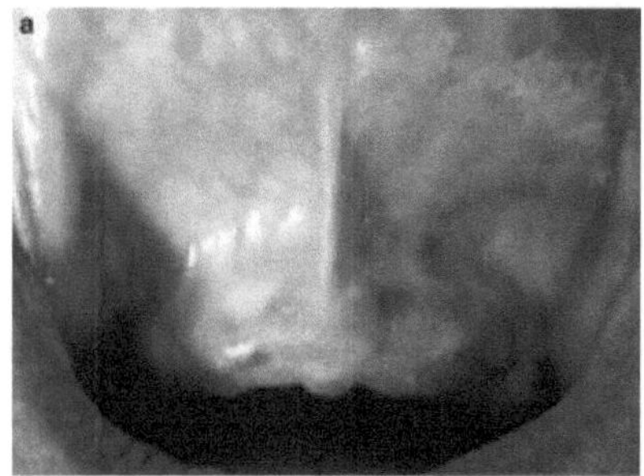
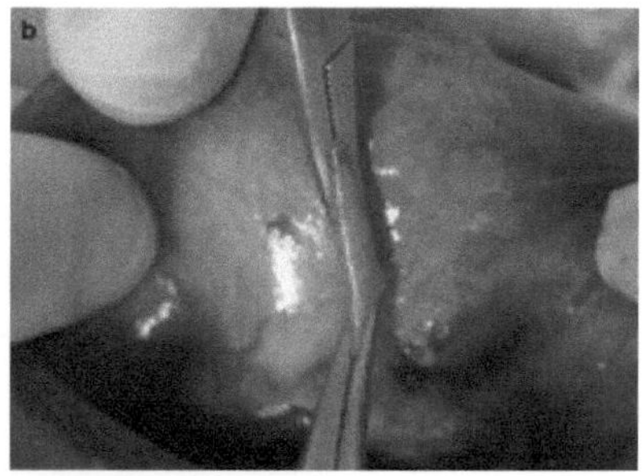
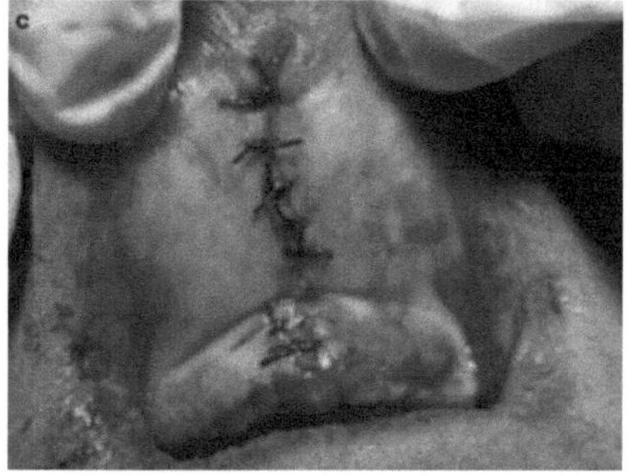

FIGURA 26: Fotografias clínicas mostrando

(a) fixação anormal do frénulo

(b) Tecido mantido com uma pinça de mosquito

(c) Sutura

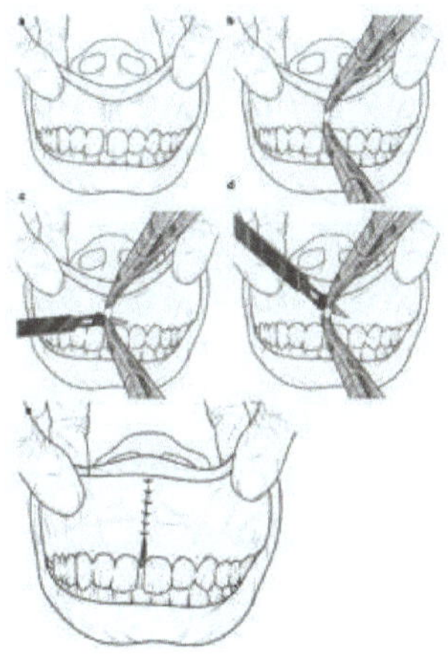

FIGURA 27: (a) frénulo baixo fixado,

(b) Tecido frenal agarrado com pinças,

(c e d) remoção de tecido em forma de diamante,

(e) Encerramento

Frenectomia Lingual

Se a fixação do frénulo estiver perto da crista do aspeto lingual, irá deslocar a prótese. Por isso, é necessário aliviar o frénulo muito preso. Este procedimento pode ser efectuado sob anestesia local ou anestesia geral. Quando se utiliza a anestesia local, utiliza-se o bloqueio bilateral do nervo lingual e a infiltração. A língua é agarrada com suturas de tração ou pinças e a fixação do frénulo à crista é cortada e a ferida é fechada com suturas. Nalguns casos, é necessário um procedimento mais extenso. Neste caso, é efectuada uma incisão transversal entre a face ventral da língua e a carúncula do ducto submandibular. A secção de algumas fibras do músculo genioglosso pode proporcionar um maior grau de liberdade. O defeito em forma de diamante é fechado com suturas interrompidas. A dor pós-operatória é tratada com analgésicos e o edema é controlado com esteróides. Podem ocorrer algumas equimoses no pavimento da boca.

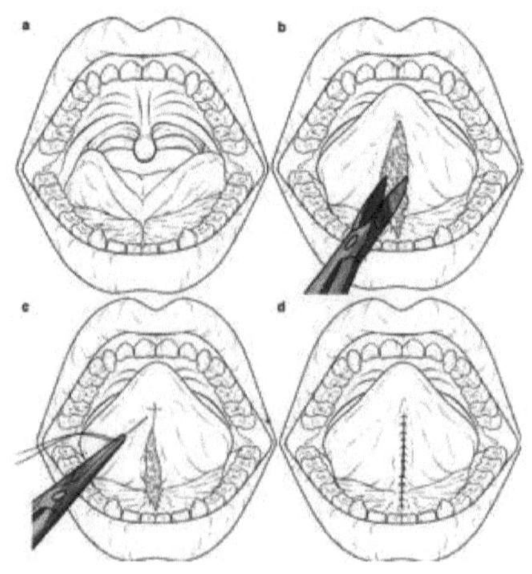

FIGURA 28: a) Frênulo lingual alto e aderido,

(b) excisão do frénulo,

(c e d) fecho

PRÓTESES IMEDIATAS

Pode ser tomada a decisão de colocar próteses na altura da remoção dos dentes e do recontorno ósseo. Hartwell[34] cita várias vantagens de uma técnica de prótese imediata. A colocação de uma prótese após a extração oferece benefícios psicológicos e estéticos imediatos aos pacientes, enquanto que, em alternativa, estes podem ficar desdentados durante algum tempo. A inserção imediata de uma prótese após a cirurgia também funciona como um splint para o local da cirurgia, o que resulta na redução da hemorragia e do edema pós-operatórios e numa melhor adaptação dos tecidos ao rebordo alveolar. Outra vantagem é que a dimensão vertical pode ser mais facilmente reproduzida com uma técnica de prótese imediata. As desvantagens incluem a necessidade de alteração frequente da prótese no pós-operatório e a construção de uma nova prótese após a cicatrização inicial.

O tratamento cirúrgico para a inserção imediata da prótese pode ser realizado por fases, com a extração da dentição posterior na maxila e na mandíbula feita antes da extração anterior. Isto permite a cicatrização inicial das áreas posteriores e facilita a construção da prótese. Após o período inicial de cicatrização dos segmentos posteriores, são efectuados novos registos e os modelos são montados num articulador semi-ajustável. Após a substituição dos dentes do modelo por dentes protéticos, o molde da área do rebordo alveolar é então cuidadosamente recontornado.

A cirurgia de prótese imediata geralmente envolve a técnica mais conservadora possível na remoção dos dentes remanescentes. Uma alveoloplastia intra-septal, preservando o máximo possível de altura vertical e osso cortical, é geralmente indicada. Após a conclusão do recontorno ósseo e da eliminação de irregularidades grosseiras, o tecido é aproximado com pressão digital e é inserida a guia cirúrgica em acrílico transparente construída sobre os moldes pré-cirúrgicos. Quaisquer áreas de branqueamento dos tecidos ou irregularidades grosseiras são então reduzidas até que a guia cirúrgica transparente esteja adaptada ao rebordo alveolar em todas as áreas. As incisões são fechadas com suturas contínuas ou interrompidas. É colocada a prótese imediata com um revestimento macio. Deve ter-se o cuidado de não extrudir qualquer material de revestimento para a ferida recente. As relações oclusais são verificadas e ajustadas conforme necessário. O paciente é instruído a usar a prótese continuamente durante 24 horas e a regressar no dia seguinte para um controlo pós-operatório. A injeção de bupivacaína ou de outro anestésico local semelhante de ação prolongada no final do procedimento cirúrgico melhora consideravelmente o conforto nas primeiras 24 horas de pós-operatório. Nessa altura, a prótese é cuidadosamente removida e a mucosa subjacente e as áreas do rebordo alveolar são inspeccionadas para verificar se existem áreas de pressão excessiva. A prótese é limpa e reinserida, e o doente é instruído a usar a prótese durante 5 a 7 dias e a removê-la apenas para lavagens orais com soro fisiológico. As suturas são geralmente retiradas 7 dias após a cirurgia.

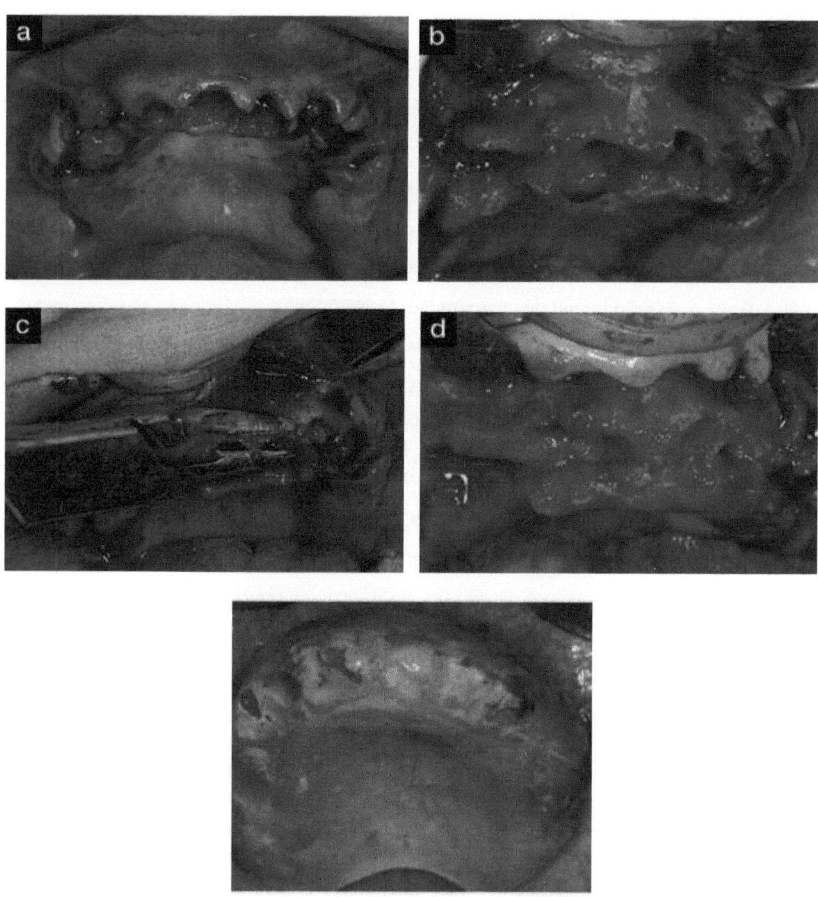

FIGURA 29: A- Aspeto do rebordo alveolar maxilar após a remoção dos dentes.

B-Reflexão do retalho para expor o osso alveolar

C,D - Remoção intra-septal de osso com rongeur.

E- Guia cirúrgico em acrílico transparente no lugar

CIRURGIA DE SOBREDENTADURA

O osso alveolar é mantido principalmente em resposta às tensões transferidas para o osso através dos dentes e do ligamento periodontal durante a mastigação. Ao manter os dentes sempre que possível, a reabsorção do osso sob um aparelho protético pode ser minimizada. Uma técnica de sobredentadura tenta manter os dentes no alvéolo, transferindo a força diretamente para o osso e melhorando a função mastigatória com a restauração protética. A presença de dentes pode também melhorar a propriocepção durante a função, e podem ser incorporados acessórios de retenção especiais nos dentes retidos para melhorar a retenção e a estabilidade da prótese. As sobredentaduras devem ser consideradas sempre que existirem vários dentes com suporte ósseo adequado e quando for possível manter uma boa saúde periodontal e os dentes puderem ser corretamente restaurados. Os caninos bilaterais são geralmente mais adequados para este tipo de tratamento. Uma vez que esta técnica também requer tratamento endodôntico e protético dos dentes retidos, as considerações financeiras também devem ser tidas em conta, no entanto, é extremamente importante avaliar quaisquer dentes potencialmente retidos antes de preparar o paciente para uma sobredentadura. Deve ser efectuada uma avaliação clínica e radiográfica adequada destes dentes, incluindo um exame clínico, avaliação da profundidade da bolsa à volta dos dentes e avaliação da gengiva aderente.

PROCEDIMENTOS DE AUMENTO DO REBORDO

Em cristas severamente reabsorvidas e atróficas das classes IV-VI de Cawood e Howell[13] , o aumento tornou-se obrigatório. Infelizmente, esta área da cirurgia pré-protética ganhou pouca atenção, possivelmente porque parecia não haver nenhuma operação eficaz para o aumento da crista utilizando um método extra-oral; além disso, a penetração na cavidade oral durante o procedimento foi considerada equivalente a um fracasso, uma vez que os cirurgiões estão relutantes em realizar o aumento eletivo da mandíbula

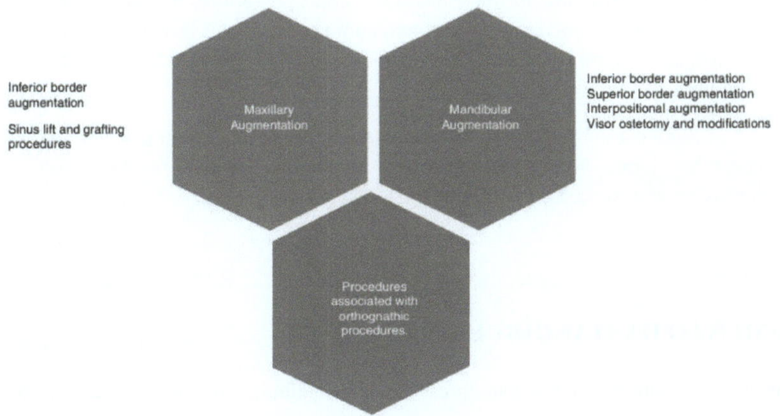

Classificação da deficiência do rebordo alveolar por Kent et al.[35] actua como uma referência para identificar a natureza do rebordo e as opções de enxerto.

Classe 1 - o rebordo alveolar é adequado em altura, mas inadequado em largura, normalmente com deficiências laterais ou áreas de rebaixamento. O doente recebe apenas hidroxiapatite.

O rebordo alveolar de classe 2 é deficiente tanto em altura como em largura e apresenta um aspeto de ponta de faca. O doente recebe apenas hidroxiapatite.

Classe 3 - O rebordo alveolar foi reabsorvido até ao nível do osso basilar, produzindo uma forma côncava nas áreas posteriores da mandíbula e uma forma de rebordo ósseo acentuado com tecidos moles móveis bulbosos na maxila. O paciente recebe hidroxiapatite com ou sem osso esponjoso autógeno.

Classe 4: há reabsorção do osso basilar, produzindo uma gordura fina como um lápis na mandíbula ou na maxila. O doente recebe tanto hidroxiapatite como osso autógeno.

AUMENTO DA MANDÍBULA

O enxerto de aumento acrescenta força a uma mandíbula extremamente deficiente e melhora a altura e o contorno do osso disponível para a colocação de implantes em áreas portadoras de próteses. As fontes de material de enxerto incluem osso autógeno ou alogénico e materiais aloplásticos. Historicamente, o osso autógeno tem sido o material biologicamente mais aceitável utilizado no aumento mandibular. As desvantagens da utilização de osso autógeno incluem a necessidade de cirurgia no local doador e a extensa reabsorção após o enxerto. A utilização de osso alógeno elimina a necessidade de um segundo local cirúrgico e tem demonstrado alguma utilidade no aumento de pequenas áreas de concavidade na parte posterior da mandíbula[36] . No entanto, quando utilizado para grandes aumentos, este material resulta frequentemente em deiscência do enxerto e reabsorção semelhante à do osso autógeno. Durante os anos 80 e início dos anos 90, os materiais aloplásticos HA tornaram-se populares para utilização em aumentos ósseos da maxila e da mandíbula. O material está prontamente disponível, elimina a necessidade de cirurgia no local doador e demonstrou melhorar a manutenção da altura e do contorno a longo prazo. Vários problemas, incluindo a deiscência de tecido, a migração do AH e a perturbação neurosensorial, resultaram numa utilização menos frequente deste material.

O aumento da popularidade dos implantes renovou o entusiasmo pela utilização de enxertos ósseos autógenos em áreas aumentadas para colocação de implantes.

Aumento do bordo superior

O aumento do bordo superior com um enxerto ósseo é ocasionalmente indicado quando a reabsorção grave da mandíbula resulta numa altura e contorno inadequados e num risco potencial de fratura ou quando o plano de tratamento exige a colocação de implantes em áreas com altura ou largura óssea insuficientes. Os distúrbios neurossensoriais resultantes da deiscência do nervo alveolar inferior na localização do forame mental na parte superior da mandíbula também podem ser corrigidos com esta técnica.

A utilização de blocos cortico-esponjosos autógenos de osso da crista ilíaca foi descrita por Thoma e Holland em 1951[37] para o aumento do bordo superior. No entanto, pode ocorrer até 70% de reabsorção do osso da crista ilíaca com esta técnica[38] . Esta grande quantidade de reabsorção pode ser o resultado do movimento dos segmentos de enxerto ósseo que foram inicialmente ligados à mandíbula, permitindo um ligeiro movimento combinado com as cargas externas, em vez de internas, colocadas no enxerto após a cicatrização. Atualmente, estes blocos de osso são frequentemente fixados à mandíbula com pequenos parafusos de fixação rígida, minimizando a mobilidade do enxerto. A regeneração guiada por tecidos com a utilização de uma membrana é frequentemente combinada com o aumento ósseo. Em alguns casos, os implantes podem ser colocados ao mesmo tempo que o aumento do enxerto ósseo é concluído.

VANTAGENS

1. Acrescenta-se à mandíbula.
2. Aumenta a altura do alvéolo.
3. Aumenta a largura e recondiciona a mandíbula.

DESVANTAGENS

1. Morbilidade da zona doadora.
2. Sítio cirúrgico secundário.
3. Necessidade de o paciente retirar a prótese até a ferida cirúrgica cicatrizar por um período de 6-8 meses.

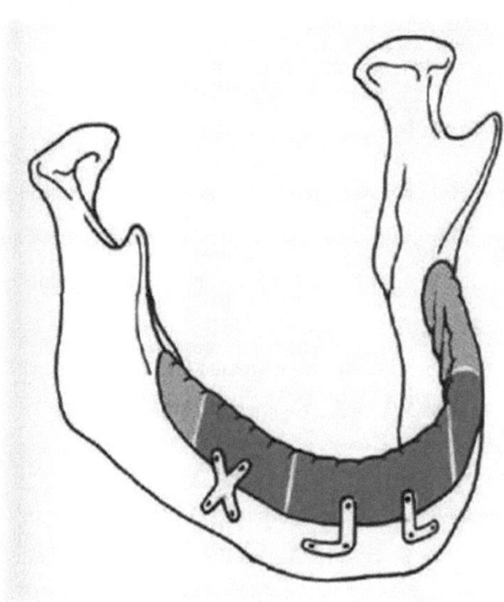

FIGURA 30- Enxerto do bordo superior da mandíbula atrófica. Representação diagramática de blocos de crista ilíaca cortico-esponjosa contornados para se adaptarem à configuração da mandíbula, depois fixados com miniplacas e parafusos.

AUMENTO DO BORDO INFERIOR

A reabsorção da mandíbula é tão extensa que resulta numa condição severamente atrófica e passível de uma fratura patológica. Neste caso, o aumento tem de ser efectuado no bordo inferior. O procedimento foi originalmente proposto por Marx e Sanders[39] e mais tarde modificado por Quinn[40.] . O procedimento tem as vantagens de não obliterar o sulco, permitindo a colocação da prótese provisória e facilitando a vestibuloplastia secundária. No entanto, o procedimento acarreta o fardo de uma cicatriz extra-oral e a possibilidade de alterar a aparência facial. O acesso à borda inferior é realizado de diferentes formas por diferentes autores. Alguns autores defendem o uso da incisão utilizada na dissecção do pescoço, ou seja, uma incisão supraclavicular. Esta estende-se desde o bordo anterior do esternocleidomastóideo até à contraparte oposta. De acordo com Sanders[39] , é suficiente uma incisão submandibular contínua de ângulo a ângulo. Ridley e Mason[41] propuseram a utilização de três pequenas incisões submandibulares ligadas por túneis subperiosteais. Sanders[39] opõe-se a esta última devido à elevada probabilidade de reabsorção devido à pressão sobre o enxerto. A dissecção é efectuada para expor o bordo inferior da mandíbula. Duas costelas de 15 a 20 cm de comprimento são colhidas e dobradas para adaptar a forma. São efectuados três ou quatro orifícios trans-ósseos no bordo inferior da mandíbula e são passados fios através desses orifícios. Uma costela é colocada contra o aspeto lingual e a outra encostada ao aspeto vestibular. O espaço entre as nervuras é preenchido com lascas de cortical disponíveis. As nervuras são fixadas no local por fios interósseos em padrão circunferencial. O encerramento é efectuado por camadas e é aplicado um penso de pressão.

VANTAGENS

1. Não oblitera o vestíbulo.
2. A prótese provisória pode ser usada imediatamente.
3. Não há alteração da dimensão vertical.
4. O enxerto não está sujeito a forças mastigatórias diretas.

DESVANTAGENS

1. Não corrige as anomalias das zonas de apoio das próteses.
2. Não protegerá um nervo mental altamente colocado.
3. Morbilidade da zona doadora.
4. Reabsorção do enxerto.
5. Presença de cicatriz.

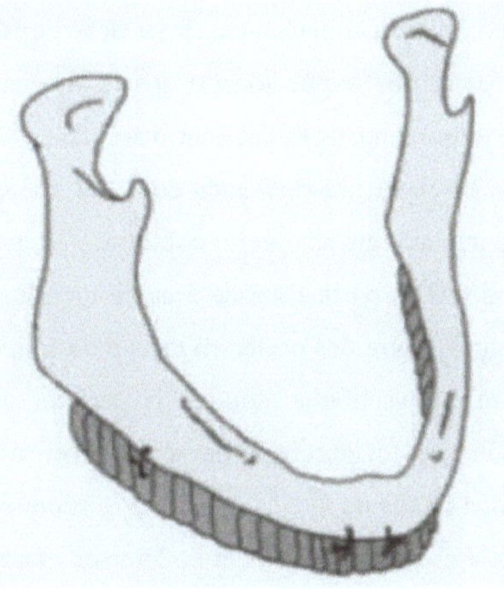

FIGURA 31- Enxerto de borda inferior de mandíbula atrófica. Representação diagramática de blocos de crista ilíaca cortico-esponjosa contornados para se adaptarem à configuração da mandíbula, depois fixados com miniplacas e parafusos.

Aumento de hidroxiapatite da mandíbula

Os problemas associados ao enxerto ósseo, incluindo a reabsorção, a morbidade do local doador e a necessidade de hospitalização, foram em parte responsáveis pela busca de um material aloplástico que funcionasse como um material de enxerto adequado para a mandíbula atrófica. A HA é um material denso e biocompatível que pode ser produzido sinteticamente ou obtido de fontes biológicas, como o coral. Atualmente, a forma granular, ou de partículas, é mais frequentemente utilizada para aumentar os defeitos do contorno do rebordo alveolar. Quando colocado num ambiente subperiosteal adjacente ao osso, o AH liga-se física e quimicamente ao osso. Embora possa ocorrer algum crescimento ósseo adjacente às partículas na área da interface, o resto das partículas não diretamente adjacentes ao osso estão principalmente rodeadas por tecido fibroso. Histologicamente, cada partícula parece estar rodeada por uma cápsula de tecido fibroso, com alguma infiltração de tecido vascular em todo o material de enxerto. Este encapsulamento fibroso das partículas de HA parece ocorrer sem a produção de qualquer inflamação significativa.[42]

O aumento da mandíbula com AH pode ser efectuado em regime de ambulatório, utilizando anestesia local combinada com técnicas de sedação consciente. É utilizada uma técnica de túnel subperiosteal, que expõe todo o aspeto da mandíbula na área a ser aumentada, mas evita cuidadosamente os feixes neurovasculares. Após a criação do túnel, é introduzida uma seringa biselada pré-carregada com AH na parte mais posterior do túnel; em seguida, o AH é injetado até se obter o contorno pretendido da mandíbula. Da mesma forma, a inserção do AH a partir de cada área de incisão lateral aumenta a área anterior da mandíbula. Alguns cirurgiões preferem talas para minimizar a deslocação do AH e para melhorar a forma vestibular durante o período pós-operatório. A tala, construída sobre um molde que foi encerado de acordo com o contorno desejado da mandíbula após o aumento, é fixada no local com suturas circum-mandibulares durante 7 a 10 dias. A vestibuloplastia e o enxerto de pele podem ser efectuados 8 a 12 semanas após o aumento. Durante este período, os grânulos de AH consolidam-se e ficam firmemente fixados pelo tecido conjuntivo. As vantagens do aumento com AH são a eliminação da cirurgia no local do dador e o facto de a maioria dos doentes poder ser submetida a este tipo de procedimento em regime de ambulatório. Como o AH não é reabsorvível, não ocorre perda pós-operatória do enxerto que aumenta a mandíbula; o crescimento do tecido vascular em torno do AH proporciona um leito vascular adequado para futuros enxertos de tecido mole, se necessário. As desvantagens do AH são a dificuldade por vezes encontrada em conter o material dentro do túnel subperiosteal e em obter o contorno adequado que é frequentemente desejável. Algumas disestesias nervosas também têm sido associadas ao aumento com AH.

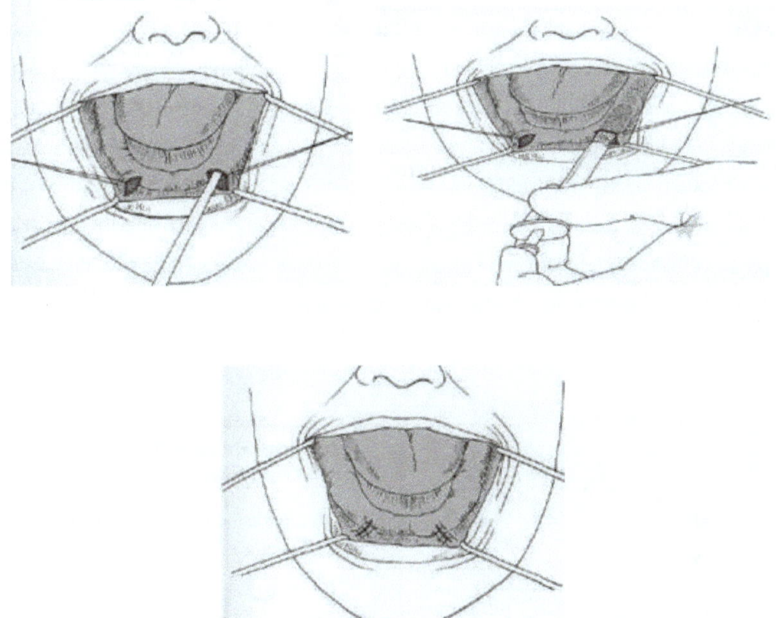

FIGURA 32- Representação diagramática do procedimento de aumento com hidroxiapatite (HA).

A - Incisões verticais colocadas anteriormente à zona do nervo mental. São então desenvolvidos túneis subperiosteais nas áreas posterior e anterior. São utilizadas suturas de retração para elevar as margens da incisão.

B- Injeção de HA em túneis subperiosteais.

C- Fecho de tecidos moles.

D- Fotografia clínica pré-operatória.

ENXERTOS ÓSSEOS INTERPOSICIONAIS

O conceito de colocação de enxertos ósseos entre os segmentos osteotomizados da mandíbula foi inicialmente proposto por Barros saint e Pasteur[43] e posteriormente comprovado experimentalmente por Danielson e Nemarich[44] . A osteotomia horizontal é realizada através de uma incisão para-crestal inferior à crista do rebordo. O comprimento da incisão é determinado pela área a ser aumentada. A incisão é efectuada da zona retromolar para a outra. Uma aba mucoperiosteal bucolabial é levantada e a aba é bastante minada para obter uma cobertura adequada do enxerto. As questões são deixadas intactas para garantir a permeabilidade do fornecimento vascular. A osteotomia horizontal é efectuada com brocas e osteótomos, e a osteotomia precisa é obtida com a utilização de serras. O corte pode ser efectuado acima ou abaixo do canal, dependendo da proximidade do bordo inferior. São efectuados orifícios trans-ósseos nos segmentos inferior e superior. O enxerto colhido é interposto entre os segmentos osteotomizados e estabilizado por fios ou placas. O fap é devolvido e aproximado com suturas.

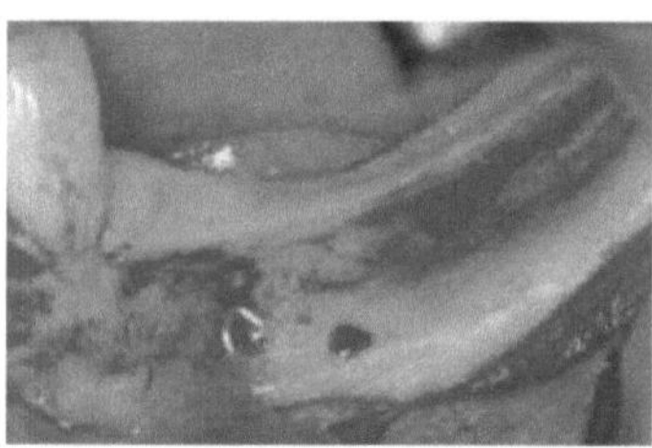

Posterior da mandíbula esquerda.

É efectuada uma incisão paracrestal que expõe o periósteo lingual

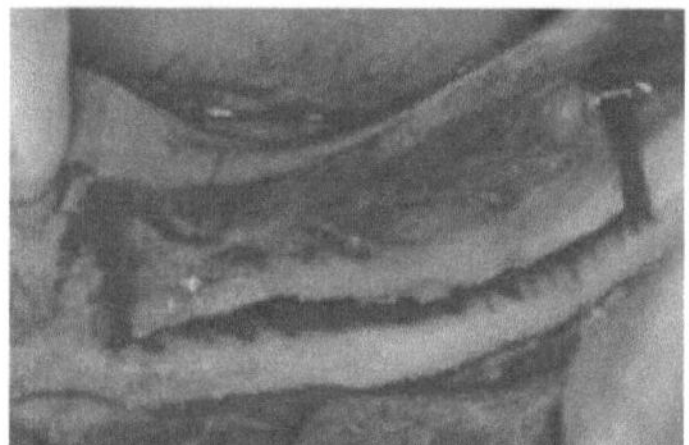

São efectuadas osteotomias horizontais e verticais.

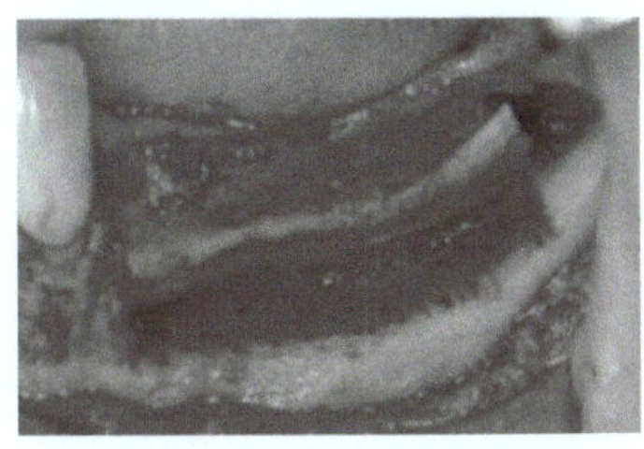

O fragmento osteotomizado é elevado ao nível da crista alveolar.

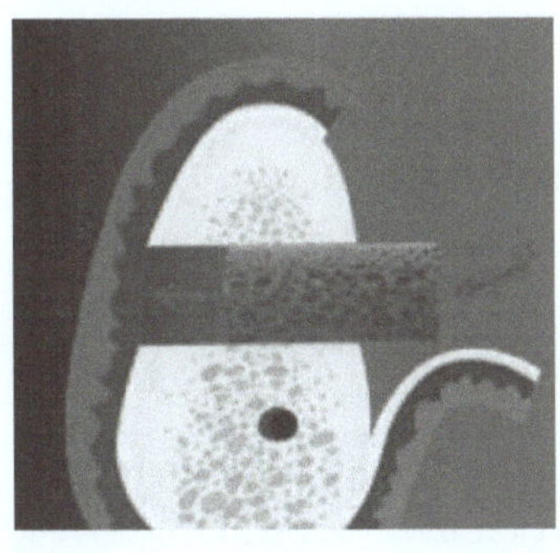

Vista em corte transversal mostrando a colocação do enxerto interposicional.

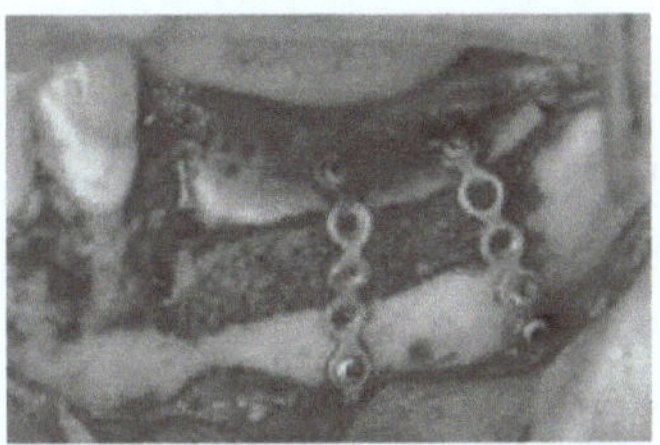

O enxerto interposicional é estabilizado com miniplacas e parafusos.

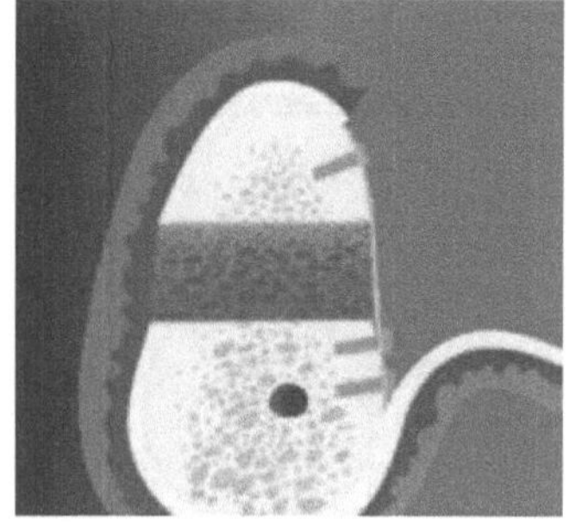

Vista em corte transversal mostrando o enxerto ósseo interposicional no local.

FIGURA 33- ENXERTO INTERPOSICIONAL

Regeneração óssea guiada

Na regeneração óssea guiada, é utilizada uma membrana (não reabsorvível ou reabsorvível) para cobrir uma área onde se pretende a cicatrização de enxertos ósseos ou a regeneração óssea. O conceito de regeneração guiada baseia-se na capacidade de excluir tipos de células indesejáveis, como as células epiteliais ou os fibroblastos, da área onde está a ocorrer a cicatrização óssea.

Em 1982, Nymanl[45] descreveu uma técnica para melhorar a regeneração do ligamento periodontal utilizando uma barreira de membrana para excluir células indesejáveis da área onde era necessária a cicatrização ou regeneração do ligamento periodontal. Dahlin et al[46] demonstraram que o crescimento ósseo à volta dos implantes podia ser facilitado utilizando uma técnica semelhante. Ao colocar uma cobertura de membrana sobre um enxerto ósseo, os fibroblastos e as células epiteliais de crescimento mais rápido podem ser isolados, permitindo que o osso cresça num ambiente relativamente protegido.

Muitos tipos de materiais têm sido utilizados como revestimentos de membranas. Atualmente, a membrana de politetrafluoroetvleno expandido (ePFTE) é a mais popular. Esta membrana não é reabsorvível e tem de ser removida após a cicatrização óssea adequada. As membranas reabsorvíveis, como os enxertos homólogos e os materiais geneticamente modificados, como o colagénio, eliminam a necessidade de um segundo procedimento cirúrgico para remoção.

A OSTEOTOMIA DA VISEIRA E A VISEIRA MODIFICADA

Os procedimentos de vestibuloplastia e de rebaixamento do pavimento da boca podem nem sempre ser bem sucedidos para proporcionar uma base estável e adequada para a prótese. A situação da altura vertical reduzida precisa de ser resolvida. Harle[47] publicou um relatório de um método original e promissor para aumentar o rebordo alveolar através de um enxerto ósseo pediculado. Este procedimento apresenta um menor risco de infeção e rejeição do transplante e de reabsorção por processos de remodelação. Os músculos e o periósteo do lado labial são reflectidos e a mandíbula na região frontal é osteotomizada e dividida em comprimento. O fragmento lingual móvel é deslizado para cima, juntamente com o tecido mole aderente, e fixado à parte basal da mandíbula por meio de fios intra-ósseos e peri-mandibulares. Bosker[48] melhorou este método, combinando a osteotomia com a vestibuloplastia e o rebaixamento do pavimento da boca num procedimento de uma só fase.

A vantagem desta técnica modificada de Bosker[48] é o facto de necessitar de uma única operação e hospitalização do doente, de a prótese poder ser fabricada 4-6 semanas mais cedo e de o procedimento operatório ser mais simples.

Sladen e Peterson[49] descrevem a osteotomia sagital do corpo e a elevação da porção cortical lingual da mandíbula sem destacar os tecidos moles linguais para o padrão vascular intacto. A crista lingual elevada é posicionada no novo local, enquanto a contraparte vestibular é aumentada com medula esponjosa. Este procedimento é atualmente referido na literatura como osteotomia em viseira.

A incisão e o modo de levantar o retalho mucoperiosteal é essencialmente o mesmo que o utilizado na osteotomia horizontal, conforme descrito anteriormente. É efectuado um corte sagital entre as placas corticais vestibular e lingual, desde o terceiro molar até à área oposta do terceiro molar. O corte preciso é conseguido com a utilização de serras oscilantes e recíprocas. O segmento lingual, que é pediculado à musculatura milo-hióidea, digástrica e genial e aos tecidos moles, é elevado verticalmente e fixado na posição pré-planeada com fios através dos orifícios transósseos. O aspeto lateral do segmento elevado pode ser preenchido com osso esponjoso para compensar a deficiência de altura criada pelo reposicionamento vertical. O retalho é devolvido e a ferida é fechada com suturas.

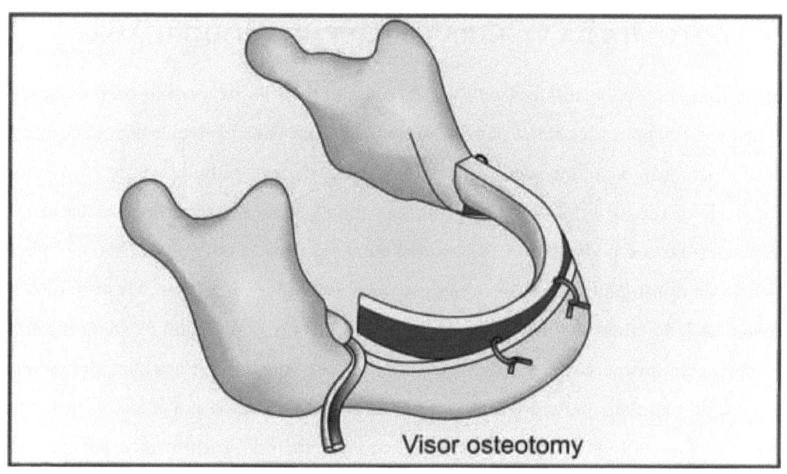

FIGURA 34-OSTEOTOMIA DO ESPELHO

AUMENTO DO MAXILAR

A reabsorção grave do rebordo alveolar maxilar não é tão comum como a reabsorção mandibular. Quando ocorre reabsorção moderada a grave do maxilar, a maior área de suporte de prótese do maxilar pode permitir a reabilitação protética sem aumento ósseo. Em certos casos, um aumento grave do espaço inter-arcos, a perda da abóbada palatina, a interferência da área do pilar zigomático e a ausência de entalhe da tuberosidade posterior podem impedir a construção de próteses adequadas, devendo ser considerado o aumento.

ENXERTO ÓSSEO ONLAY

O enxerto ósseo da maxila atrófica edêntula com uma costela autógena foi descrito pela primeira vez por Terry, Albright e Baker.[50] O enxerto ósseo onlay maxilar é indicado principalmente quando se observa uma reabsorção grave do alvéolo maxilar que resulta na ausência de um rebordo alveolar clínico e na perda da forma adequada da abóbada palatina.[51]

Atualmente, o enxerto onlay maxilar é normalmente realizado utilizando blocos cortico-cancelosos de osso da crista ilíaca ou do ramo da mandíbula. Os blocos podem ser fixados ao maxilar com pequenos parafusos, eliminando a mobilidade e diminuindo a reabsorção.

72

O osso esponjoso é então colocado à volta dos enxertos para melhorar o contorno. Em alguns casos, os implantes podem ser colocados na altura do enxerto, mas a colocação é frequentemente adiada para permitir a cicatrização inicial do osso enxertado.

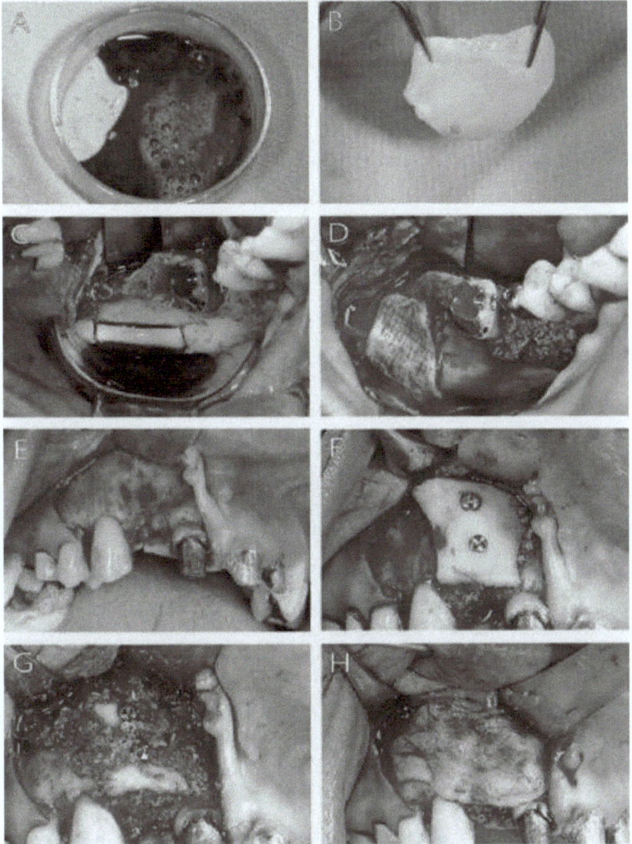

FIGURA 35- Técnica de aumento com enxerto ósseo Onlay

A. Bio-Oss saturado com plasma rico em plaquetas (PRP) e trombina humana.

B. Plasma pobre em plaquetas (PPP) utilizado como membrana biológica.

C. Local do dador (ramo mandibular direito) antes da separação do bloco.

D. Local doador (ramo mandibular direito) preenchido com uma combinação de Bio-Oss e PRP coberto por PPP.

E. Defeito ósseo no local recetor (incisivo lateral maxilar direito).

F. O enxerto de bloco ósseo autólogo colhido foi fixado no local recetor.

G. O bloco de osso autólogo colhido é enxertado no local recetor, com os espaços entre o enxerto e o leito recetor preenchidos com uma combinação de Bio-Oss e PRP.

H. Todo o sítio aumentado coberto pela PPP.

Enxertos ósseos interposicionais

O enxerto ósseo interposicional na maxila mantém o suprimento sanguíneo para a porção reposicionada da maxila e geralmente resulta em maior previsibilidade com reabsorção menos extensa no pós-operatório. O enxerto ósseo interposicional na maxila está indicado na maxila com deficiência óssea, onde se verifica que a abóbada palatina está adequadamente formada mas a altura do rebordo é insuficiente (particularmente nas zonas do contraforte zigomático e da tuberosidade posterior e quando existe um espaço inter-arcos excessivo)[52] . As discrepâncias antero-posteriores e transversais entre a maxila e a mandíbula também podem ser corrigidas por técnicas de enxerto ósseo interposicional.

As técnicas de enxerto interposicional proporcionam resultados estáveis e previsíveis, alterando a posição da maxila nas direcções vertical, ântero-posterior e transversal, e podem eliminar a necessidade de procedimentos secundários nos tecidos moles. As desvantagens deste tipo de procedimento incluem a necessidade de colher osso de um local doador da crista ilíaca e uma possível cirurgia secundária dos tecidos moles.

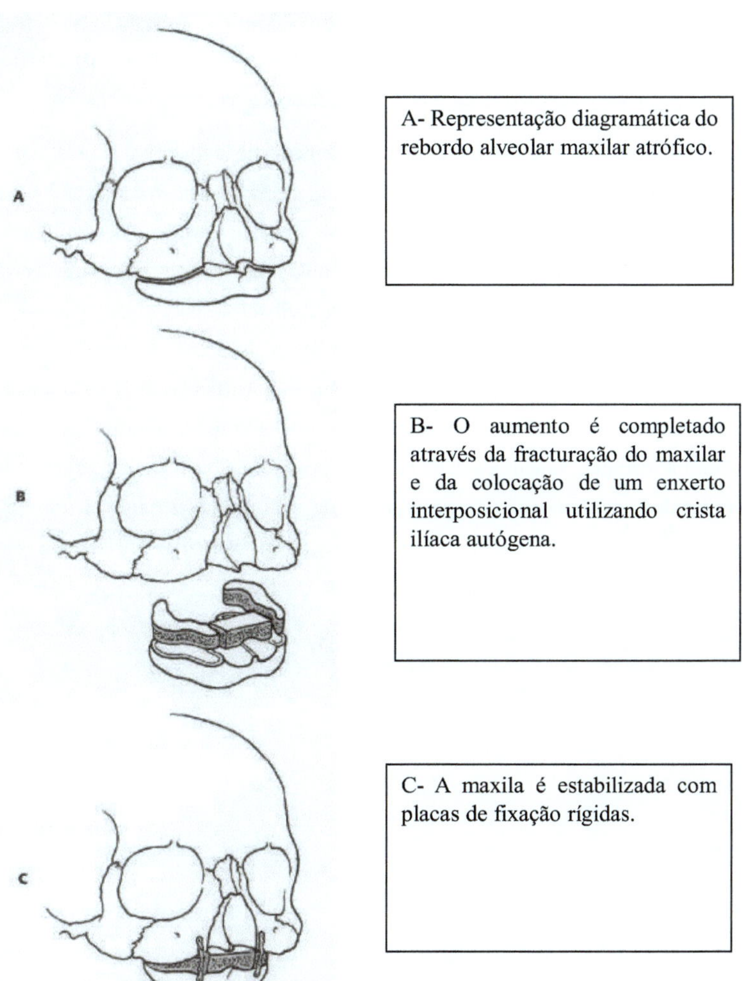

A- Representação diagramática do rebordo alveolar maxilar atrófico.

B- O aumento é completado através da fracturação do maxilar e da colocação de um enxerto interposicional utilizando crista ilíaca autógena.

C- A maxila é estabilizada com placas de fixação rígidas.

FIGURA 36 - AUMENTO INTERPOSICIONAL (LE FORT I) DO MAXILAR.

Aumento de hidroxiapatite no maxilar

O AH está prontamente disponível, elimina a necessidade de cirurgia no local do dador e é facilmente colocado em regime de ambulatório. O HA pode ser utilizado para contornar e eliminar pequenas irregularidades do rebordo e áreas com rebaixos no maxilar.

O AH é colocado na maxila numa técnica semelhante à descrita para o aumento mandibular. Na maxila, uma única incisão na linha média é normalmente suficiente para um acesso adequado a ambos os lados do rebordo maxilar. Quando o acesso através de uma única incisão é inadequado, podem ser utilizadas incisões maxilares verticais bilaterais nas áreas dos caninos e pré-molares para melhorar a visibilidade e o acesso. São criados túneis subperiosteais sobre a crista do rebordo alveolar e são inseridas seringas pré-carregadas no aspeto mais posterior destes túneis. As partículas de HA são injetadas e moldadas à altura e contorno desejados, e as incisões são fechadas com uma sutura de colchoeiro horizontal. A quantidade de aumento possível na maxila é por vezes limitada pela capacidade de desenvolver espaço suficiente para as partículas de HA nos túneis subperiosteais. A perda de contenção ou a deslocação das partículas de HA pode resultar numa forma inadequada do rebordo.

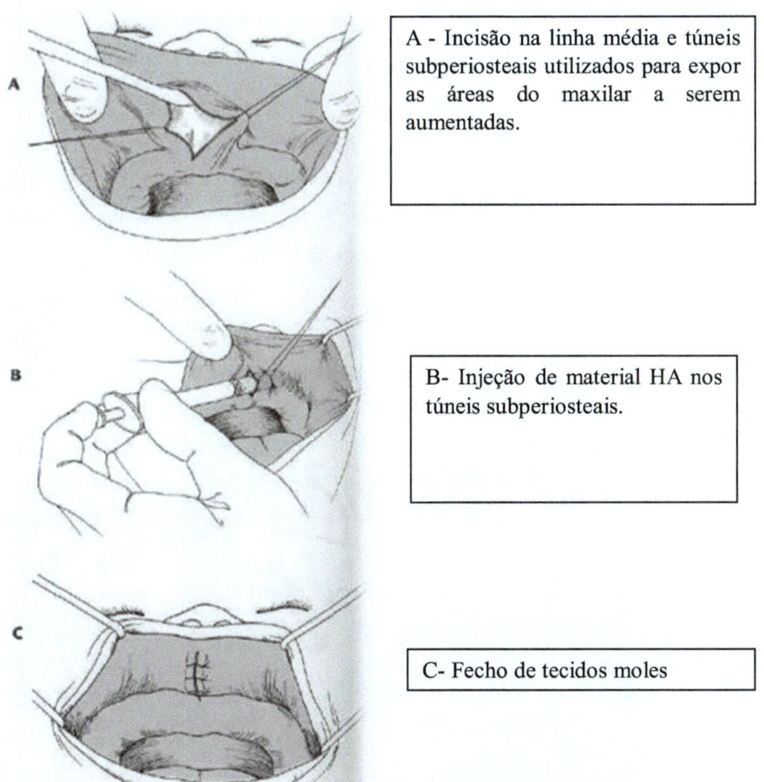

FIGURA 37 - AUMENTO DO MAXILAR COM HIDROXIAPATITE

Elevação do seio maxilar

A reabilitação do maxilar com implantes é frequentemente problemática devido à extensão do seio maxilar para a área do rebordo alveolar. Em muitos casos, o tamanho e a configuração actuais do maxilar são satisfatórios em termos de altura e largura da área do rebordo alveolar. Contudo, a extensão dos seios maxilares para o rebordo alveolar pode impedir a colocação de implantes na área posterior do maxilar devido a um suporte ósseo insuficiente. Um procedimento de elevação do seio maxilar é um procedimento de aumento ósseo que coloca material de enxerto no interior do seio maxilar e aumenta o suporte ósseo na área do rebordo alveolar. Nesta técnica, é efectuada uma abertura no aspeto lateral da parede maxilar e o revestimento do seio é cuidadosamente elevado do pavimento ósseo do seio. O osso alogénico, o osso autógeno ou uma combinação destes materiais podem ser utilizados como fonte de enxerto nestas áreas. O método atual de escolha incorpora normalmente algum material ósseo autógeno no enxerto do seio. O enxerto é deixado a cicatrizar durante 3 a 6 meses, após o que a primeira fase da colocação do implante pode começar da forma habitual. Este procedimento pode ser realizado em regime de ambulatório e não afecta o uso de próteses no pós-operatório.

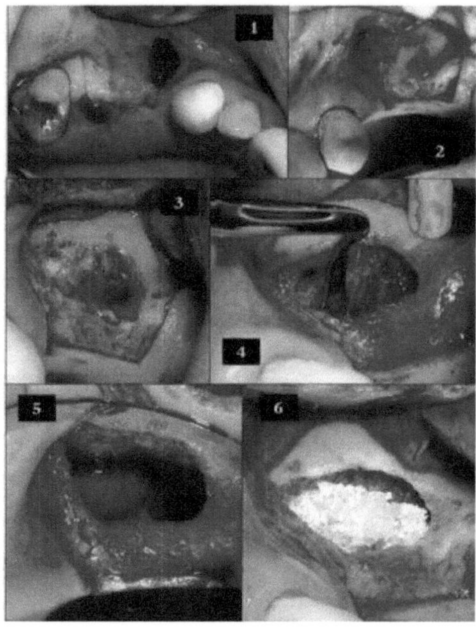

FIGURA 38- ELEVAÇÃO DO SEIO MAXILAR

1) A área edêntula de dois dentes em falta está a ser preparada para a futura colocação de implantes dentários com uma elevação do seio maxilar com janela lateral; são aqui mostradas incisões no tecido mole.

2) O tecido mole é abatido para expor a parede lateral subjacente do seio maxilar esquerdo.

3) O osso foi removido com um instrumento piezoelétrico, expondo a membrana Schneideriana subjacente, que é o revestimento da cavidade do seio maxilar.

4) Através de uma instrumentação cuidadosa, a membrana é cuidadosamente removida do aspeto interno da cavidade sinusal.

5) A membrana foi reflectida a partir do aspeto interno da porção inferior da cavidade sinusal; pode agora visualizar-se o pavimento ósseo da cavidade sinusal sem a sua membrana de revestimento.

6) O espaço recém-formado dentro da cavidade óssea do seio maxilar, mas inferior à membrana intacta, é enxertado com osso de aloenxerto de cadáver humano. O pavimento do seio será agora cerca de 10 mm mais superior do que era anteriormente, proporcionando espaço suficiente para colocar implantes dentários no local desdentado.

CIRURGIA DE TECIDOS MOLES PARA EXTENSÃO DO REBORDO DA MANDÍBULA

À medida que ocorre a reabsorção do rebordo alveolar, a fixação da mucosa e dos músculos perto da área de suporte da prótese exerce uma maior influência na retenção e estabilidade das próteses. Além disso, a quantidade e a qualidade do tecido fixo sobre a área de suporte da prótese podem diminuir. A cirurgia dos tecidos moles efectuada para melhorar a estabilidade da prótese pode ser realizada isoladamente ou após um aumento ósseo. Em qualquer dos casos, os principais objectivos da cirurgia pré-protética dos tecidos moles são proporcionar uma área alargada de tecido fixo na área de suporte da prótese primária ou na área do implante e melhorar a extensão na área dos rebordos da prótese, removendo os efeitos de deslocação das ligações musculares nas áreas de suporte da prótese ou vestibulares.

Vestibuloplastia com retalho transposicional (troca de lábios)

Uma vestibuloplastia com retalho de base lingual foi descrita pela primeira vez por Kazanjian[53] . Neste procedimento, um retalho de mucosa pediculado a partir do rebordo alveolar é elevado do tecido subjacente e suturado até à profundidade do vestíbulo. A porção interna do lábio é deixada cicatrizar por epitelização secundária. Este procedimento foi modificado, e o uso de uma técnica que transpõe um retalho mucoso de base lingual e um retalho periosteal de base labial (retalho transposicional) tornou-se popular[54] .

Quando existe uma altura mandibular adequada, este procedimento aumenta a área vestibular anterior, o que melhora a retenção e a estabilidade da prótese. As principais indicações para o procedimento incluem uma altura mandibular anterior adequada (pelo menos 15 mm), uma profundidade vestibular facial inadequada devido às ligações mucosas e musculares na mandíbula anterior e a presença de uma profundidade vestibular adequada no aspeto lingual da mandíbula. Estas técnicas proporcionam resultados adequados em muitos casos e geralmente não requerem hospitalização, cirurgia no local do dador ou períodos prolongados sem prótese. As desvantagens incluem a imprevisibilidade da quantidade de recidiva da profundidade vestibular, cicatrizes na profundidade do vestíbulo e problemas com a adaptação da área da flange periférica da prótese à profundidade do vestíbulo[55][56] .

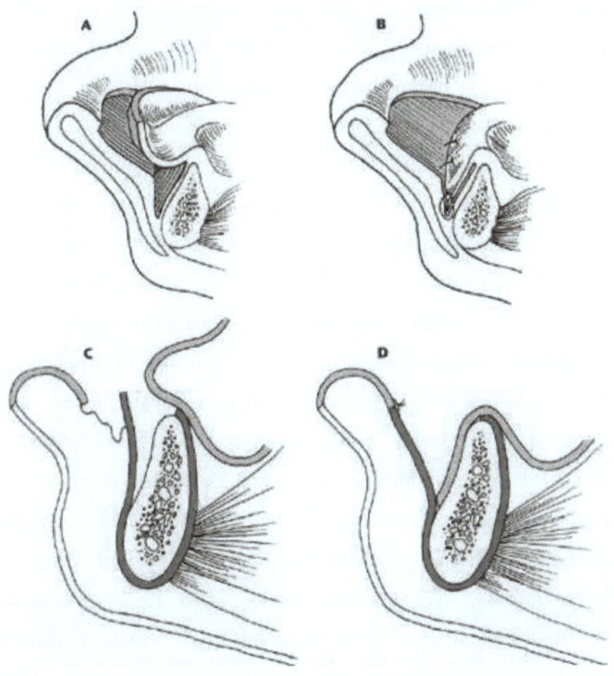

FIGURA 39- VESTIBULOPLASTIA COM RETALHO TRANSPOSICIONAL OU LIP SWITCH

A- É feita uma incisão na mucosa labial e é dissecado um retalho fino da mucosa a partir do tecido subjacente. A dissecção supraperiosteal também é efectuada no aspeto anterior da mandíbula.

B- O retalho de mucosa labial é suturado até à profundidade do vestíbulo. O tecido labial exposto cicatriza por segunda intenção.

C- Modificação da técnica através da incisão do periósteo na crista do rebordo alveolar e da sutura do bordo periosteal livre na área desnudada da mucosa labial.

D- O retalho da mucosa é então suturado sobre o osso desnudado até à junção periosteal na profundidade do vestíbulo.

Procedimentos de extensão do vestíbulo e do pavimento da boca

Para além da fixação dos músculos labiais e dos tecidos moles à área de suporte da prótese, os músculos milo-hióideo e genioglosso no pavimento da boca apresentam problemas semelhantes no aspeto lingual da mandíbula. Trauner[57] descreveu a separação dos músculos milo-hióideos da área da crista milo-hióidea e o seu reposicionamento inferior, aprofundando efetivamente a área do pavimento da boca e aliviando a influência do músculo milo-hióideo na prótese. Macintosh e Obwegeser[58] descreveram mais tarde a utilização eficaz de um procedimento de extensão labial combinado com o procedimento de Trauner para proporcionar uma extensão vestibular máxima para os aspectos vestibular e lingual da mandíbula. A técnica para a extensão do vestíbulo labial é uma modificação de um retalho supraperiosteal pediculado labialmente descrito por Clark[59]. Após as duas técnicas de extensão vestibular, um enxerto de pele pode ser usado para cobrir a área de periósteo desnudado. O procedimento combinado elimina eficazmente as forças de deslocação da mucosa e dos anexos musculares e proporciona uma base ampla de tecido queratinizado fixo na área de suporte da prótese primária. O enxerto de pele de espessura parcial com a vestibuloplastia bucal e o procedimento do pavimento da boca está indicado quando se perde o rebordo alveolar adequado para uma área portadora de prótese, mas se mantém pelo menos 15 mm de altura de osso mandibular. O osso restante deve ter um contorno adequado para que a forma do rebordo alveolar exposto após o procedimento seja adequada para a construção da prótese. Os implantes endósseos são geralmente um tratamento muito mais adequado e, por isso, a vestibuloplastia com enxerto de pele não é habitualmente efectuada. Se existirem irregularidades ósseas grosseiras, tais como grandes concavidades no aspeto superior da mandíbula posterior, estas devem ser corrigidas através de enxertos ou pequenos procedimentos de alveoloplastia antes do procedimento nos tecidos moles.

A técnica tem a vantagem de cobrir precocemente o leito periosteal exposto, o que melhora o conforto do paciente e permite a construção de próteses mais cedo. Para além disso, os resultados a longo prazo da extensão vestibular são previsíveis. A necessidade de hospitalização e de cirurgia no local do dador, combinada com o inchaço moderado e o desconforto sentido pelo paciente no pós-operatório, são as principais desvantagens. Os pacientes raramente se queixam do aspeto ou da função da pele na cavidade oral. Se o enxerto de pele for demasiado espesso no momento da colheita, os folículos pilosos podem não se degenerar totalmente e, ocasionalmente, pode verificar-se o crescimento de pêlos em áreas isoladas do enxerto.

Outros tecidos para além da pele têm sido utilizados eficazmente para enxertos sobre o rebordo alveolar. O tecido palatino oferece as vantagens potenciais de fornecer um tecido firme e resiliente, com contração mínima da área enxertada[60] . Embora o tecido palatino seja relativamente fácil de obter no momento da cirurgia, a quantidade limitada de tecido e o desconforto associado à colheita no local do doador são as principais desvantagens. Em áreas onde apenas um pequeno enxerto localizado é necessário, o tecido palatino é geralmente adequado.

A mucosa bucal de espessura total colhida da face interna da bochecha oferece vantagens semelhantes às do tecido palatino. No entanto, a necessidade de mucótomos especializados para colher a mucosa bucal e a cicatrização extensa da mucosa bucal após a colheita de um enxerto de espessura total são desvantagens. Esta mucosa não se torna queratinizada, é geralmente móvel e resulta frequentemente numa superfície de suporte de prótese inadequada.

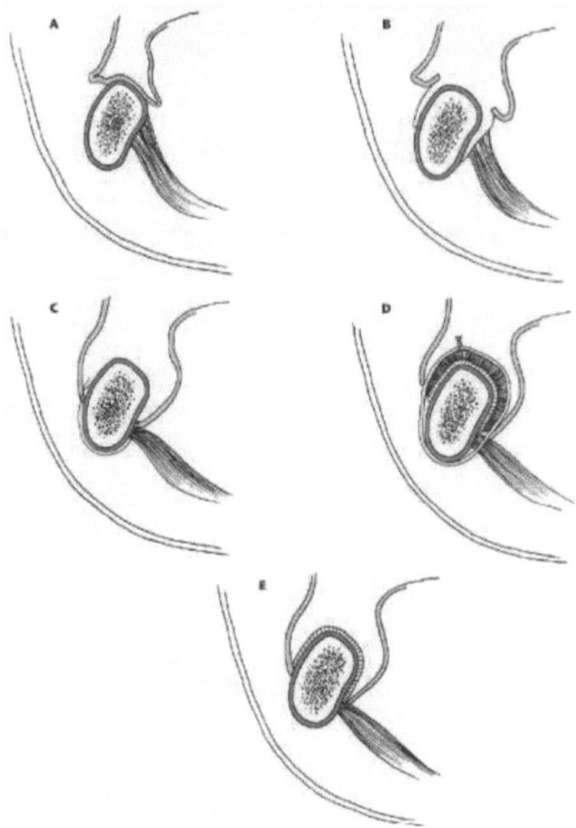

FIGURA 40-Vestibuloplastia labial, procedimento de abaixamento do assoalho da boca e enxerto de pele / técnica de Obwegeser.

A- Ligações pré-operatórias de músculos e tecidos moles junto à crista da mandíbula remanescente.

B- É efectuada uma incisão na crista. Os retalhos bucal e lingual são criados por uma dissecção supraperiosteal.

C- Os retalhos são suturados junto ao bordo inferior da mandíbula, com suturas passadas sob o bordo inferior da mandíbula, ligando os tecidos labial e lingual junto ao bordo inferior da mandíbula.

D- Enxerto de pele mantido no sítio com uma tala.

E- Vista pós-operatória da profundidade vestibular recém-criada e da área do
soalho da boca.

CIRURGIA DE TECIDOS MOLES PARA EXTENSÃO DO REBORDO MAXILAR

A reabsorção do osso alveolar maxilar resulta frequentemente em ligações mucosas e musculares que interferem com a construção, estabilidade e retenção da prótese. Devido à grande área de suporte de prótese do maxilar, a construção e a estabilidade adequadas da prótese podem ser frequentemente alcançadas após uma perda óssea extensa. No entanto, o excesso de tecido mole pode acompanhar a reabsorção óssea, ou o tecido mole pode necessitar de modificação como adjuvante de uma cirurgia de aumento prévia. Várias técnicas fornecem mucosa fixa adicional e profundidade vestibular na área de suporte da prótese maxilar.

Vestibuloplastia submucosa

A vestibuloplastia submucosa, tal como descrita por Obwegese[6] , pode ser o procedimento de eleição para a correção da fixação de tecidos moles na crista do rebordo alveolar do maxilar ou perto dela. Esta técnica é particularmente útil quando ocorreu reabsorção do rebordo alveolar maxilar, mas o maxilar ósseo residual é adequado para o suporte correto da prótese. Nesta técnica, o tecido submucoso subjacente é excisado ou reposicionado para permitir a aposição direta da mucosa labio-vestibular ao periósteo do maxilar remanescente.

Para proporcionar uma profundidade vestibular adequada sem produzir uma aparência anormal do lábio superior, deve estar disponível um comprimento adequado da mucosa nesta área. Para determinar se a mucosa labio-vestibular adequada está presente, uma técnica simples é realizada colocando um espelho bucal sob o lábio superior e elevando o aspeto superior do vestíbulo até a profundidade pós-operatória desejada. Se não ocorrer inversão ou encurtamento do lábio, então a mucosa adequada está presente para realizar uma vestibuloplastia submucosa adequada.

A vestibuloplastia submucosa pode geralmente ser efectuada com anestesia local e sedação intravenosa (IV) em regime de ambulatório. É efectuada uma incisão na linha média da maxila anterior e a mucosa é descolada e separada do tecido submucoso subjacente. É então desenvolvido um túnel supraperiosteal através da dissecção das ligações musculares e submucosas do periósteo. A camada intermédia de tecido criada pelas duas dissecções do túnel é incisada na sua área de fixação perto da crista do rebordo alveolar. Este tecido submucoso e muscular pode ser reposicionado superiormente ou excisado. Após o encerramento da incisão na linha média, uma prótese pré-existente ou uma tala pré-fabricada é modificada para se estender até às áreas vestibulares e é fixada com parafusos palatinos durante 7 a 10 dias para manter a mucosa sobre o rebordo em estreita aposição com o periósteo. Quando a cicatrização ocorre, normalmente no prazo de 3 semanas, a mucosa está intimamente adaptada às paredes anterior e lateral do maxilar na profundidade necessária do vestíbulo.

A vestibuloplastia submucosa maxilar também pode ser combinada com o aumento de AH da área do rebordo alveolar. Pode ser criado um túnel subperiosteal utilizando uma técnica semelhante aos procedimentos padrão de aumento do AH maxilar[61] . Ao incisar o periósteo no alto do aspeto lateral da mandíbula, o envelope periosteal pode ser alargado para permitir um maior aumento de AH nesta área. Estas técnicas proporcionam um aumento previsível da profundidade vestibular e da fixação da mucosa sobre a área de suporte da prótese. Uma prótese corretamente revestida pode frequentemente ser usada imediatamente após a cirurgia ou após a remoção da tala, e as impressões para o revestimento ou construção da prótese final podem ser concluídas 2 a 3 semanas após a cirurgia.

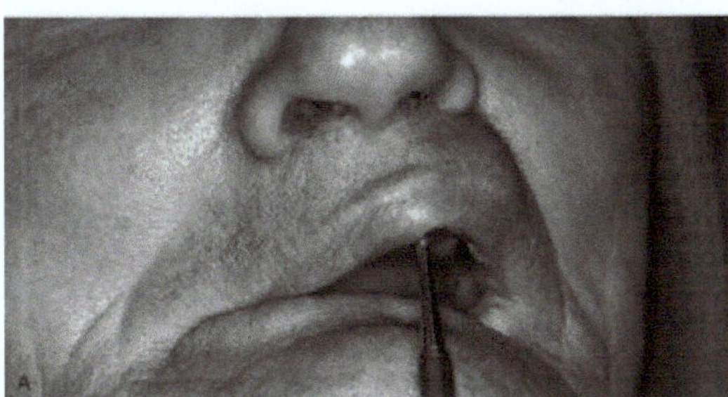

FIGURA 41: A - Espelho bucal colocado no vestíbulo maxilar sob o lábio superior e elevado contra a parede anterior da maxila até à profundidade vestibular pós-operatória desejada. Se não ocorrer encurtamento anormal do lábio, então existe mucosa adequada para realizar a vestibuloplastia submucosa.

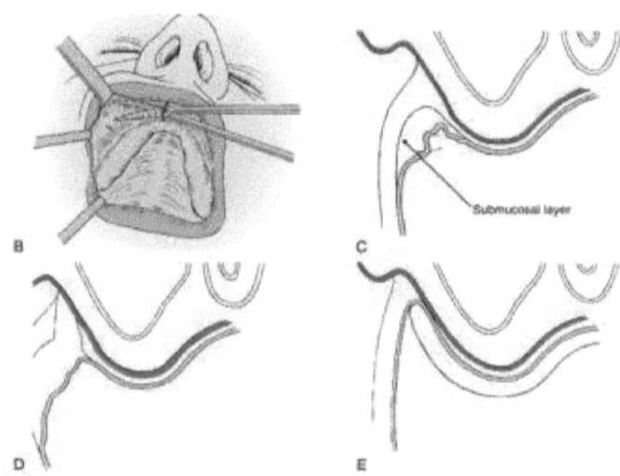

FIGURA 42: B- A incisão vertical anterior é utilizada para criar um túnel submucoso e depois supraperiosteal ao longo dos aspectos laterais do maxilar.

C - Vista em corte transversal mostrando a camada de tecido submucoso.

D- Excisão da camada de tecido mole da submucosa.

E - Tala colocada, mantendo a mucosa contra o periósteo na profundidade do vestíbulo até à cicatrização.

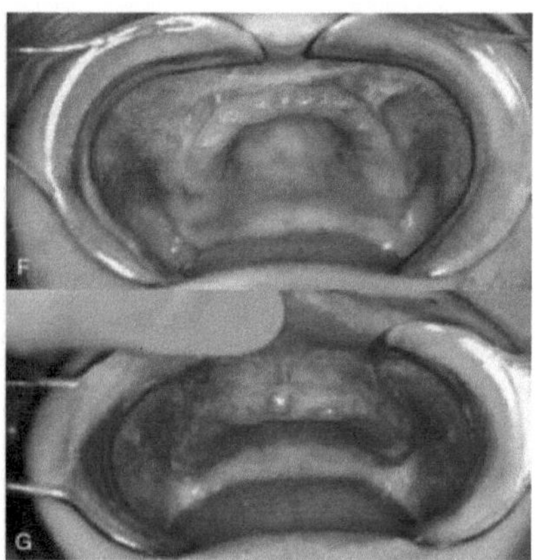

FIGURA 43: F- Fotografia pré-operatória.

G- Resultado pós-operatório

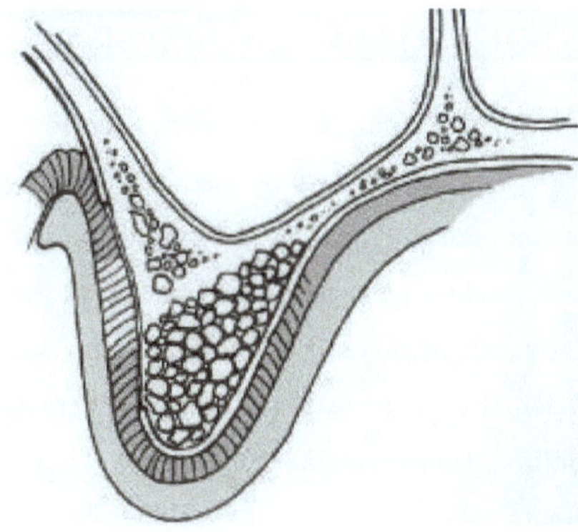

FIGURA 44: Vista em corte transversal da maxila com vestibuloplastia submucosa simultânea e aumento de AH.

VESTIBULOPLASTIA MAXILAR COM ENXERTO DE TECIDO

Quando a mucosa labio-vestibular é insuficiente e o encurtamento do lábio resultaria de uma técnica de vestibuloplastia submucosa, devem ser utilizadas outras técnicas de extensão vestibular. Nesses casos, pode ser utilizada uma modificação da técnica de vestibuloplastia de Clark, utilizando mucosa pediculada do lábio superior e suturada na profundidade do vestíbulo maxilar após uma dissecção supraperiosteal.[62] O periósteo desnudado sobre o rebordo alveolar cicatriza por epitelização secundária. Pode ocorrer um desconforto moderado no período pós-operatório e é necessário um período de cicatrização mais longo (6 a 8 semanas) antes da construção da prótese. A manutenção da profundidade vestibular maxilar é imprevisível. A utilização de um retalho mucoso pediculado labialmente combinado com enxerto de tecido sobre o periósteo exposto da maxila proporciona os benefícios adicionais de uma cicatrização mais rápida sobre a área do periósteo previamente exposto e uma manutenção mais previsível a longo prazo da profundidade vestibular.

CORRECÇÃO DE CRISTAS ANORMAIS

Aproximadamente 5% da população tem uma discrepância esquelética grave entre os maxilares superior e inferior que resulta numa má oclusão grave. Quando os dentes são perdidos, resulta uma relação anormal da crista que complica a construção de aparelhos protéticos. Quando existe uma relação de crista de classe III pré-existente, a perda de dentes e o padrão de reabsorção óssea aumentam a gravidade do problema esquelético de classe III. Em pacientes com dentição parcialmente perdida, a ausência de força oclusal oposta pode permitir a supra-erupção dos dentes, o que pode complicar a restauração protética subsequente.

A avaliação das relações entre os rebordos é um aspeto importante, muitas vezes negligenciado, da avaliação de pacientes para tratamento protético. Em pacientes parcialmente edêntulos, a avaliação deve incluir um exame da direção do plano oclusal e uma determinação das distâncias inter-arcos que podem ser afectadas por dentes ou segmentos supra-erupcionados. Em pacientes totalmente edêntulos, o espaço inter-arcos e as relações ântero-posteriores e transversais da maxila e da mandíbula devem ser avaliados com a mandíbula do paciente na dimensão vertical oclusal adequada. Esta determinação na fase de diagnóstico pode exigir a construção de aros de mordida com suporte labial adequado. As radiografias cefalométricas laterais também são necessárias nesta avaliação para confirmar a impressão clínica.

Cirurgia alveolar segmentar no paciente parcialmente edêntulo

A supra-erupção de dentes e segmentos ósseos para uma área edêntula oposta pode diminuir o espaço inter-arcos e impedir a construção de um aparelho protético fixo ou removível adequado nessa área. A perda de dentes numa arcada pode aumentar a dificuldade de obter um aparelho protético funcional e estético com dentes protéticos localizados corretamente sobre a crista subjacente. Existem várias alternativas para restaurar a dentição desses pacientes, incluindo a extração dos dentes no segmento mal posicionado ou o reposicionamento desses dentes com cirurgia segmentar.

As considerações pré-operatórias devem incluir a qualidade estética facial, um exame oclusal intra-oral, radiografias panorâmicas e cefalométricas, e modelos devidamente montados num articulador. Se for considerada uma cirurgia segmentar, os modelos podem ser cortados e os dentes reposicionados no local desejado. O dentista responsável pela restauração protética final do paciente deve fazer a determinação final da colocação dos segmentos nos modelos articulados. Pode ser necessária uma preparação ortodôntica pré-cirúrgica para alinhar corretamente os dentes e permitir o posicionamento correto dos segmentos. Após a cirurgia de modelos, é fabricada uma tala para localizar com precisão a colocação dos segmentos no momento da cirurgia e para proporcionar estabilidade durante o período de cicatrização pós-operatória. Sempre que possível, a tala deve ser estabilizada pelo contacto com outros dentes em vez de assentar nos tecidos moles. As abas palatinas e linguais do splint devem ser evitadas, pois a pressão do splint pode interferir no suprimento sanguíneo importante para a viabilidade do osso e dos dentes que foram reposicionados com a cirurgia segmentar. Em alguns casos, a construção da tala deve incluir o contacto com o tecido do rebordo alveolar da arcada oposta, para manter a distância inter-arcos. A deformidade do paciente e a preferência e experiência do cirurgião ditam o procedimento cirúrgico específico a ser realizado. Os procedimentos segmentares para correção de anomalias na maxila e na mandíbula são realizados[63] . Uma reabilitação protética final fixa e removível segue-se ao procedimento cirúrgico e a um período de cicatrização pós-operatório adequado.

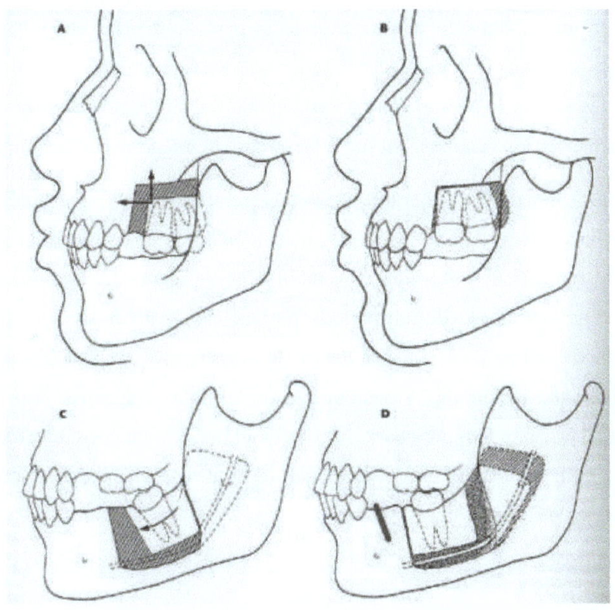

FIGURA 45: OSTEOTOMIAS SEGMENTARES.

A e B - Osteotomia maxilar posterior para reposicionamento superior e anterior do segmento posterior do maxilar. Isto melhora o espaço inter-arcos para a construção de uma prótese parcial mandibular amovível.

C e D - Exemplo de osteotomia segmentar mandibular para reposicionar o dente molar para funcionar como pilar distal de um aparelho protético fixo ou para melhorar o suporte como pilar de uma prótese parcial.

Correção de anomalias esqueléticas no paciente totalmente desdentado

Após a avaliação clínica e radiográfica adequada, os moldes devem ser montados num articulador para determinar a relação ideal entre as cristas. O dentista responsável pela construção da prótese deve ser responsável por determinar a posição final desejada da maxila e da mandíbula após a cirurgia. No caso do paciente totalmente desdentado, no qual a maxila, a mandíbula ou ambas devem ser reposicionadas, o resultado estético facial também deve ser considerado com o resultado funcional do reposicionamento do rebordo. São necessários modelos com alterações cirúrgicas simuladas, traçados cefalométricos de previsão e um julgamento clínico experiente para determinar a posição desejada da mandíbula no pós-operatório. Depois de ter sido tomada uma decisão adequada sobre a posição esquelética pós-operatória pretendida, são feitas talas para permitir o posicionamento dos maxilares na sua relação correta no momento da cirurgia.

Estas talas devem proporcionar uma estabilidade adequada sobre a área da crista edêntula e interdigitar-se umas com as outras para manter uma relação correta da crista. As técnicas de fixação rígida podem ser úteis na estabilização de segmentos ósseos no momento da cirurgia e na eliminação de um período prolongado de imobilização da mandíbula. A construção da prótese pode começar dentro de 3 meses após o reposicionamento cirúrgico da maxila e da mandíbula. A combinação da cirurgia ortognática com a reabilitação protética do paciente proporciona resultados funcionais e estéticos satisfatórios em muitos pacientes com anomalias esqueléticas que, de outra forma, apresentariam problemas significativos na reconstrução protética.

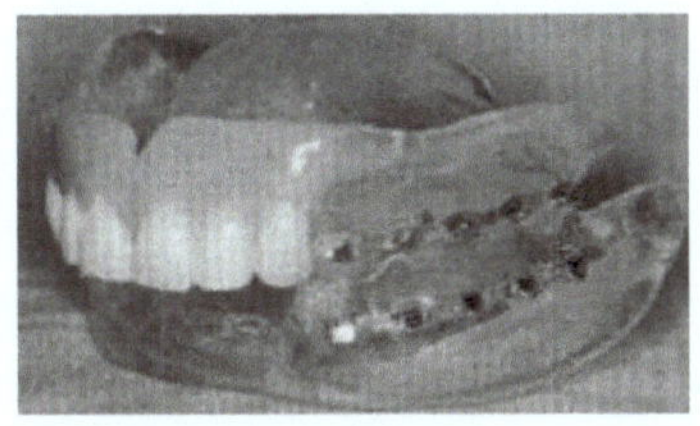

FIGURA 46: Talas cirúrgicas utilizadas para posicionar corretamente e estabilizar as arcadas edêntulas para cirurgia ortognática

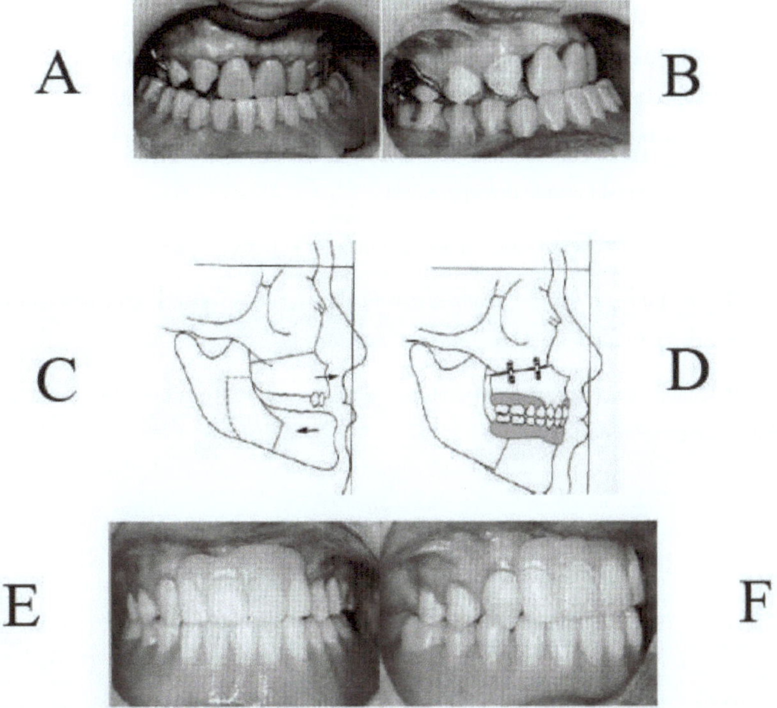

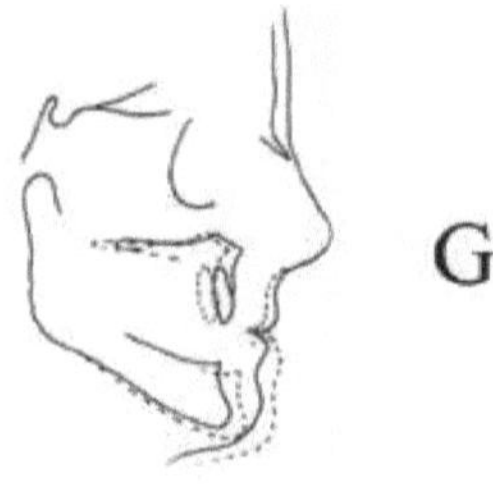

FIGURA 47

A e B - Fotografias pré-operatórias demonstrando a má construção da prótese parcial maxilar e da prótese total mandibular. Neste caso, a discrepância esquelética era demasiado grande para produzir uma oclusão adequada com os dentes colocados corretamente sobre a área de suporte da prótese.

C-Diagrama do estado pré-operatório.

D-Representação diagramática do avanço maxilar e do recuo mandibular

E e F - Fotografia pós-operatória mostrando o resultado após a construção correta da prótese parcial superior e da prótese total inferior.

G-Linhas tracejadas (pré-operatório) e linhas sólidas (pós-operatório) traçados cefalométricos sobrepostos

RESUMO

O sucesso da preparação cirúrgica pré-protética depende de uma avaliação cuidadosa e do planeamento do tratamento. Em geral, as anomalias ósseas devem ser tratadas em primeiro lugar. A correção dos tecidos moles associados é frequentemente adiada até que o aumento ósseo e o contorno estejam concluídos. O aumento ósseo simultâneo é tentado quando o aumento ósseo tem como objetivo melhorar o contorno em vez de criar um aumento significativo na altura ou largura alveolar. O desenho final da prótese e os objectivos de função a longo prazo, qualidade estética e manutenção dos tecidos devem ser considerados durante todas as fases do tratamento.

CONCLUSÃO

A arte de conceber a estrutura de tecidos moles e duros para a colocação suave da prótese é uma tarefa desafiante. Esta tarefa é alcançada através do planeamento meticuloso e da execução dos procedimentos pré-cirúrgicos planeados de forma sistemática. As impressionantes e intimidantes tendências da implantologia podem ter diminuído o encanto da cirurgia pré-protética, mas em certas áreas as manobras cirúrgicas pré-protéticas tornam-se inevitáveis. A magnitude dos procedimentos de vestibuloplastia e de aumento do rebordo associados ao desconforto previsto para o doente não deve diminuir os benefícios da cirurgia pré-protética em doentes merecedores, que sofrem de dor ou de embaraço devido a uma prótese mal ajustada. Estas correcções podem alterar as suas situações actuais e garantir o sucesso do uso da prótese. Por isso, não é possível frustrar ou confundir completamente os procedimentos pertencentes à cirurgia pré-protética como obsoletos.

BIBLIOGRAFIA

1. Willard AT. Preparando a boca para conjuntos completos de dentes artificiais. Dent Newsl 1853;6:238.

2. Beers WG. Notas da prática. Dent Cosm 1876;18:118.

3. Kazanjian VH. As operações cirúrgicas estão relacionadas com próteses satisfatórias. Dent Cosm 1924;66:387.

4. Godwin JG. Cirurgia submucosa para um melhor serviço de prótese. J Am Dent Assoc 1947;34:678-86.

5. Clark HB Jr. Aprofundamento do sulco labial através do avanço do retalho mucoso: Relato de um caso. J Oral Surg 1953;11:165.

6. Obwegeser H. Die totalen mund bodenplastik. Schweiz Mschr Zahnheilk 1963;73:565-71.

7. Bays RA: a fisiopatologia e a anatomia da perda óssea em desdentados. Em Fonseca R, Davis W, editores: Reconstruction pre- prosthetic oral and maxillofacial surgery, Philadelphia, 1985, WB Saunders

8. Mercier P, Lafontant R: Atrofia do rebordo alveolar residual; classificação e influência da morfologia facial, J prosthet Dent 41:90-100, 1979

9. Starshak TJ; anatomia e fisiologia oral. Em starshak Tj, sanders B, editores; preposthetic oral and maxillofacial surgery, St Louis, 1980, Mosby.

10. Roux W. Der Kampf der Teile im Organismus. Ein Beitrag zur Vervollständigung der mechanischen Zweckmässigkeitslehre. Leipzig: Verlag von Wilhelm Engelmann; 1881.

11. Wolff J. Das Gesetz der Transformation der Knochen. Berlim: August Hirschwald; 1892.

12. Mercier P. Atrofia do rebordo alveolar residual: classificação e influência da morfologia facial. J Prosthet Dent. 1979;8:24

13. Cawood JI, Howell RA. A classifcation of the edentulous jaws. Int J Oral Maxillofac Surg. 1988;17:232-5.

14. Dean OT: Surgery for the denture patient, J Am Dent Assoc 23:2124, 1936.

15. Michael CG, Barsoum WM: Comparação da reabsorção do rebordo com várias técnicas cirúrgicas em próteses imediatas, J Prosthet Dent 35:142-155, 1976.

16. Kitajima S, Yasui A. Imagens em medicina clínica. Exostose maxilar oral. N Engl J Med. 2015; 373(15): 1457- 1457.

17. Kennedy RA, Thavaraj S, Diaz-Cano S. An overview of autosomal dominant tumour syndromes with prominent features in the oral and maxillofacial region. Head Neck Pathol. 2017; 11(3): 364- 376.

18. Fox J. Natural history and diseases of human teeth (História natural e doenças dos dentes humanos). E. Cox: Londres; 1814.

19. Sonnier KE, Horning GM, Cohen ME. Tubérculos palatinos, toros palatinos e toros mandibulares: Prevalência e caraterísticas anatómicas numa população dos EUA. J Periodontol 1999;70(3):329-36.

20. Nery EB, Corn H, Eisenstein IL. Exostose palatina na região molar. J Periodontol 1977;48(10):663-6.

21. Touyz LZ, Tau S. Frequência e distribuição das exostoses marginais alveolares ósseas palatinas. J Dent Assoc S Afr 1991;46(9):471-3.

22. Anderson JO. Enxertos de pele intra-orais - uma ajuda para a extensão do rebordo alveolar. J Oral Surg. 1969;27:427

23. Godlee RJ. The torus palatinus. Proc R Soc Med. 1909;2:175.

24. García García AS, Martínez González JM, GómezFont R. Situação atual dos torus palatines e torus mandibularis. Med Oral Patol Oral Cir Bucal. 2010;15:e353.

25. Moraes Junior EF, Damante CA, Araujo SR. Torus palatinus: uma opção de enxerto para reconstrução do rebordo alveolar. Int J Periodontics Restorative Dent. 2010;30:283.

26. Hassan KS, Alagl AS, Abdel H. A Torus mandibularis bone chips combinedwith platelet rich plasma gel for treatment of intrabony osseous defects: clinical andradiographic evaluation. Int J Oral Maxillofac Surg. 2012;41:1519.

27. Kolas S, Halperin V, Jefferis K, Huddleston S, Robinson HB. A ocorrência de torus palatinus e torus mandibularis em 2478 pacientes dentários. Oral Surg Oral Med Oral Pathol. 1953;6:44.

28. Kalaignan P, Mohan JS, Jayakumar A. Determinação da classificação para Tori maxilar e mandibular - um estudo in vivo. Biomed Pharmacol J. junho de 2018;11(2):679-88.

29. Haugen LK. Toros palatinos e mandibulares: um estudo morfológico na população norueguesa atual. Ata Odontol Scand. 1992;50:65.

30. Reichart PA, Neuhaus F, Sookasem M. Prevalência de torus Palatinus e torus mandibularis em alemães e tailandeses. Community Dent Oral Epidemiol. 1988;16:61-4.

31. Kalas S et al: The occurrence of torus palatinus and torus mandibularis in 2478 dental patients, Oral Surg 6:1134, 1953

32. Bhaskar SN: Synopsis of oral pathology, ed 7, St Louis, 1986, Mosby.

33. Guernsey LH: Hiperplasia papilar inflamatória reactiva do palato, Oral Surg 20:814-827, 1965.

34. Hartwell CM Jr: Syllabus of complete dentures, Filadélfia, 1968, Lea & Febiger.

35. Kent JN, et al. Aumento do rebordo alveolar utilizando hidroxilapatite não reabsorvível com ou sem osso esponjoso autógeno. J Oral Maxillofac Surg. 1983;41:629

36. Terry BC: Enxertos subperiosteais onlay. Em Stoelinga PJW, editor: Actas da Conferência de Consenso: Oitava Conferência Internacional de Cirurgia Oral, Chicago, 1984, Quintessence International.

37. Thoma KH, Holland DJ: Atrofia da mandíbula, Oral Surg 4:1477, 1951.

38. Curtis T, Ware W: Procedimentos de enxerto ósseo autógeno para mandíbulas edêntulas atróficas, J Prosthet Dent 38:366-379, 1977.

39. Sanders B, Cox R. Enxerto de costela na borda inferior para aumento da mandíbula edêntula atrófica. J Oral Surg. 1976;34:897.

40. Kent JN, Quinn JH. Correção das deficiências do rebordo alveolar com hidroxilapatite não reabsorvível. J Am Dent Assoc. 1982;105:993.

41. Ridley MT, Manson KG. Reabsorção de enxerto de costela na borda inferior da mandíbula. J Oral Surg. 1978;36:46.

42. Kent JN, Jarcho M: Reconstrução do rebordo alveolar com hidroxiapatite. Em Fonseca R, Davis W, editores: Reconstructive preprosthetic oral and maxillofacial surgery, Philadelphia, 1985, WB Saunders.

43. Barros saint- pasteure: plastia reconstructive del rebord alveolar: neustra investigacion clinicoquirugica. Ata Odont Venez 1970;8:168.

44. Danielson PA, Nemarich AN. Enxerto ósseo subcortical para aumento do rebordo. J Oral Surg. 1976;34:887

45. Nyman S et al: New attachment following surgical treatment of human periodontal disease, J din Periodoni 9:290-296, 1982.

46. Dahlin C et al: Generation of new bone around titanium implants using a membrane technique: an experimental study in rabbits, Int J Oral Maxillofac Implants 4:19-25, 1989.

47. Harle F. Osteotomia visora para aumentar a altura absoluta da mandíbula atrofiada - um relatório preliminar. J Maxillofac Surg. 1975;3:257.

48. Bosker, et al. Osteotomia da viseira e vestibuloplastia - Um procedimento numa só fase. Int J Oral Surg. 1977;6:127-30.

49. Slade E. Livro de texto de cirurgia maxilofacial. In: Kruger GO, editor. Comunicação pessoal. 6ª ed. Saint Louis: C V Mosby; 1977, julho

50. Terry BC, Albright JE, Baker RD: Aumento do rebordo alveolar na maxila edêntula com utilização de nervuras autógenas, JOral Surg 32:429-434, 1974.

51. Baker RD, Connole PW: Enxerto de aumento pré-protético: osso autógeno, JOral Surg 35:541-551, 1977.

52. Bell WH et al: Correção cirúrgica do rebordo alveolar atrófico: um relatório preliminar sobre um novo conceito de tratamento, Oral Surg 43:485-498, 1977.

53. Kazanjian VH: Operações cirúrgicas relacionadas com dentaduras satisfatórias. Dent Cosmos 66:387, 1924.

54. Keithley JL, Gamble JW: The lip switch: uma modificação da vestibuloplastia labial de Kazanjian, J Oral Surg 36:701, 1978

55. Hillerup S: Extensão do sulco vestibular pré-protético pela operação de Edlan e Me)char. I. Um estudo de acompanhamento de 2 anos, Int J Oral Surg 8:333, 1979.

56. Hillerup S: Alterações do perfil do osso e dos tecidos moles após a extensão do sulco vestibular pela operação de Edlan e Mejchar. II. Um estudo de acompanhamento de 2 carros, Int / Oral Surg 8:340- 346, 1979.

57. Trauner R: Alveoloplastia com extensões de crista no lado lingual do maxilar inferior para resolver o problema de uma prótese dentária inferior, Oral Surg 5:340, 1952.

58. Macintosh RB, Obwegeser HL: Cirurgia pré-protética: um esquema para o seu emprego efetivo, / Oral Surg 25:397-413, 1967.

59. Clark HB Jr: Aprofundamento do sulco labial pelo avanço do retalho de mucosa: relato de um caso, / Oral Surg 11:165, 1953.

60. Hall HD, O'Steen AN: Free grafts of palatal mucosa in mandibular vestibuloplasty, / Oral Surg 28:565-574, 1970.

61. Whittkamph AR: Augmentation of the maxillary alveolar ridge with hydroxyapatite in fibrin glue, / Oral Maxillofac Surg 46:1019, 1988.

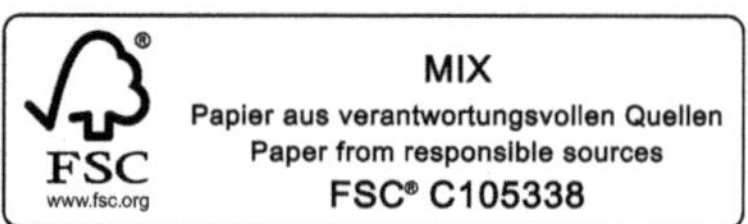

Printed by Books on Demand GmbH, Norderstedt / Germany